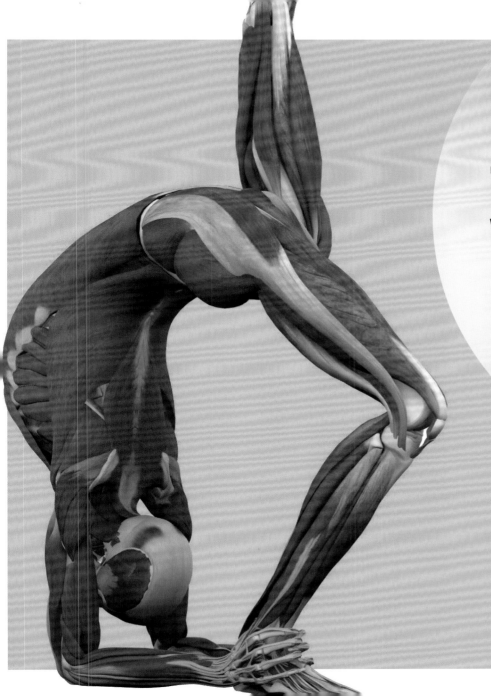

雷隆醫師的
瑜伽解剖 Ⅰ

—— 關鍵肌肉 ——

THE KEY MUSCLES OF
YOGA

SCIENTIFIC KEYS,
VOLUME I

RAY LONG

骨外科醫師·Bandha Yoga創辦人 雷·隆／著

克里斯·麥西弗 Chris Macivor／繪

黃宛瑜／譯 艾揚格瑜伽協會秘書長 張怡沁／審定

目次 Contents

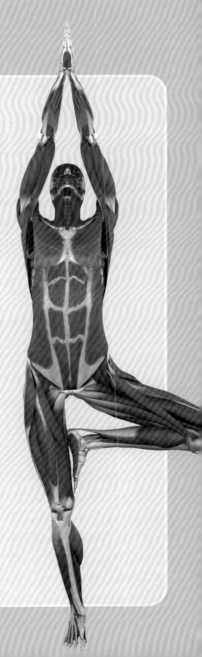

願本書能為台灣讀者開啟更穩健的瑜伽之道

醫學博士 雷·隆（Raymond A. Long）

在此向我的台灣讀者致上最誠摯的問候！

我第一次接觸瑜伽是在40多年前，當時我還是密西根大學的醫科生。瑜伽課在基督教青年會（YMCA）地下室的水泥地上進行，這是當時安娜堡（Ann Arbor）唯一學習瑜伽的地方。沒有瑜伽墊，學生們自備毯子來做攤屍式。我特別提出這件事，是為了強調瑜伽練習至今已經有多麼長遠的發展了。

完成醫學院學業之後，我前往印度，第一次造訪位於普那的拉瑪瑪妮艾揚格瑜伽紀念學院。在那裡我有幸跟隨艾揚格大師（B.K.S. Iyengar）進行深入學習。當我準備離開印度時，我去圖書館向艾揚格大師道別。他每天下午都在圖書館回覆來自世界各地的郵件，並撰寫有關瑜伽的文章。他叫助手給我們每人一杯奶茶。我們聊了聊我在印度的經歷，然後他停了下來，若有所思地看著我說：「我相信你會利用你的醫學訓練，從西方科學的角度理解瑜伽。」

回到西方之後，我接受了骨外科的醫師培訓，並完成了許多專業進修，包括關節重建、運動醫學和肩肘外科手術等等。在我的骨外科訓練期間，我開始將我學到的知識融入我的瑜伽練習。我清楚意識到，西方科學知識尤其是解剖學和生物力學知識，可以直接應用於瑜伽練習。我先分析體式（姿勢）中關節的位置，然後查看涉及的結構。哪些肌肉得到了伸展？哪些肌肉在收縮？哪些結構有風險並需要保護（如半月板、韌帶）？我也開始應用西方的伸展技術，如本體感覺神經肌肉促進（proprioceptive neuromuscular facilitation, PNF）來輔助伸展。我分析了呼吸所涉及的肌肉，並利用這些知識來加強我的瑜伽呼吸練習。這樣的啟蒙加速了我的進步，幫助我避免受傷，使我能夠更進一步開展並增強瑜伽帶來的益處。

我開始向我的瑜伽同伴教授解剖學和生物力學，他們也體驗到了將西方科學知識與瑜伽練習結合的好處。於是他們鼓勵我寫一本關於解剖學和瑜伽的書。但如此龐大的主題，該從哪裡開始？任何知識之旅，都必須從打好

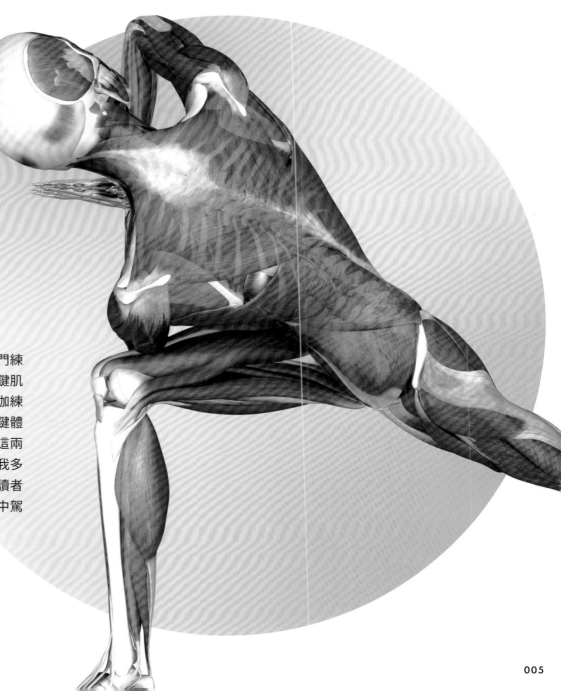

古印度聖哲、《瑜伽經》作者
帕坦伽利（Patanjali）說：
精通之道在於科學和藝術的平衡。
科學知識就像藝術家調色盤上的顏料，
知識越豐富，可用的顏色越多。
身體是畫布，瑜伽體式就是我們創造的藝術。

基礎開始。西方科學有一些基礎知識正好可以用於瑜伽入門練習，於是我在近20年前寫了《雷隆醫師的瑜伽解剖Ⅰ：關鍵肌肉》這本書，以解剖學和生物力學的概念，引導身體在瑜伽練習中準確動作。後續再出版《雷隆醫師的瑜伽解剖Ⅱ：關鍵體式》，將前書的知識進一步融合進瑜伽體式和呼吸法中。這兩本書囊括了現代瑜伽練習中最根本的必要知識和概念，是我多年來從瑜伽中體悟的練習精髓，願這套入門知識能為台灣讀者開啟更穩健的瑜伽之道，並祝福每一位練習者在瑜伽修練中駕輕就熟、暢行無阻！

審定序
清楚簡潔兼具細緻美感的
入門寶典

台灣艾揚格瑜伽秘書長 張怡沁

瑜伽是一門整合身體心智的哲學，然而目前瑜伽教學和練習都以體式為主，而美國瑜伽聯盟（台灣廣泛接受的瑜伽師資認證機構）規定，師資訓練中必須涵蓋一定時數的解剖學。對於完全沒有相關背景的練習者來說，選擇一本從瑜伽角度解析身體的解剖書分外重要。

書中瑜伽體式名稱，是按照梵文原意直譯，也是艾揚格瑜伽中文教學參考書裡的統一用詞，例如uttanasana，是由uttana（加強伸展）與asana（體式）二字結合，原意為加強前屈伸展式，與一般教學現場慣用的站姿前彎有點不同，但更能點出特定體式要達成（和鍛鍊）的目標。另外在體式中啟動的肌肉，也盡量參照醫學用語和艾揚格瑜伽口令，希望能還原作者結合西方科學與東方瑜伽的本意。

瑜伽（yoga）的梵文原意是「合一」，在練習中感受身體，感受心智，感受智性，每個環節彼此扶持，並從呼吸帶來活力和滋養，達到《瑜伽經》所說：「體式是穩定舒適的狀態。」儘管書中內容焦點多放在身體架構，但每個瑜伽體式都不是靠著單一肌肉訓練就能達成。作者把呼吸和脈輪的介紹放在書裡的後半，點出整體練習要搭配呼吸，才能將肌肉行動轉化成點亮內在脈輪的效果，顯現瑜伽如何整合身體心智和靈魂，我們才得以窺見合一的狀態。

本書作者雷・隆（Ray Long, M.D.）是骨外科醫師，浸淫哈達瑜伽超過三十年，跟隨過艾揚格大師BKS Iyengar，近身觀察並記錄大師的練習。視覺上，結合數位藝術家克里斯・麥西弗（Chris Macivor）細緻的描繪，清楚簡潔地解釋主要瑜伽體式的各個肌肉行動，以及拮抗和協同的關係，不論是對瑜伽新手、練習者，還是瑜伽老師，都是很有幫助的入門參考。

科學之鑰
Scientific Keys

如何使用本書

本書圖示就是鑰匙。肌肉依作用分爲主動肌、拮抗肌或協同肌。注意看肌肉各種表現形式之間的相互關聯。

放輕鬆，一次研究一塊肌肉。進入體式時，腦海要想像著肌肉，活用書中所學。依照圖示，有意識地收縮、放鬆肌肉。你的理解會更透徹。建議每次研究肌肉後24小時複習一遍，一週後再複習一遍。如此便能掌握全身肌肉，將之融入瑜伽練習。

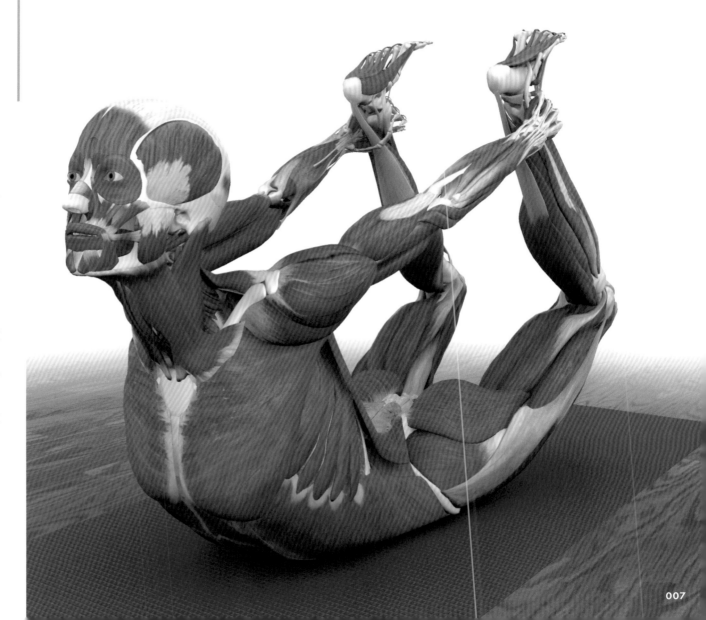

導言
Introduction

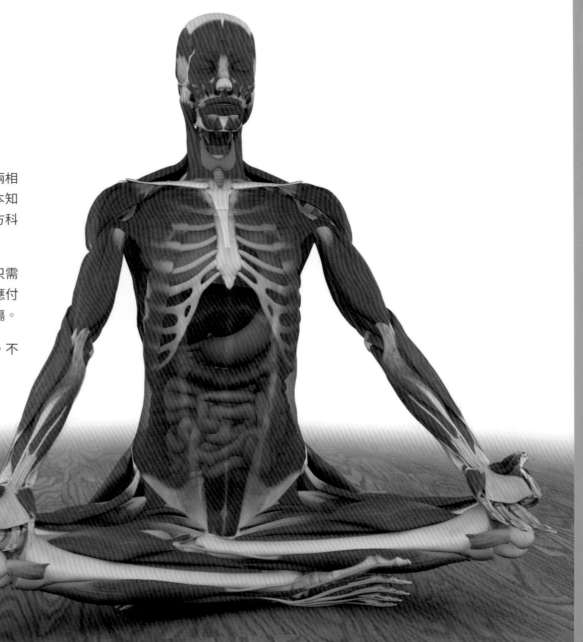

人體解剖學、生理學知識浩瀚無窮,哈達瑜伽博大精深。兩相結合,對瑜伽練習者大有裨益。運動員掌握肌肉骨骼基本知識,可提升運動表現,減少受傷機率。而瑜伽練習者將西方科學融入體式練習,一樣獲益匪淺。

肌肉骨骼名稱繁雜多樣,有數百個,但你不必死記硬背,只需要掌握跟哈達瑜伽最相關的解剖構造即可;數量有限,你應付得來,也能即刻應用,讓練習最佳化,突破障礙,避免受傷。

本書我們從練習哈達瑜伽的情境與脈絡,來介紹關鍵肌肉。不諳西方解剖術語的人,建議從「基礎概念」開始讀起。

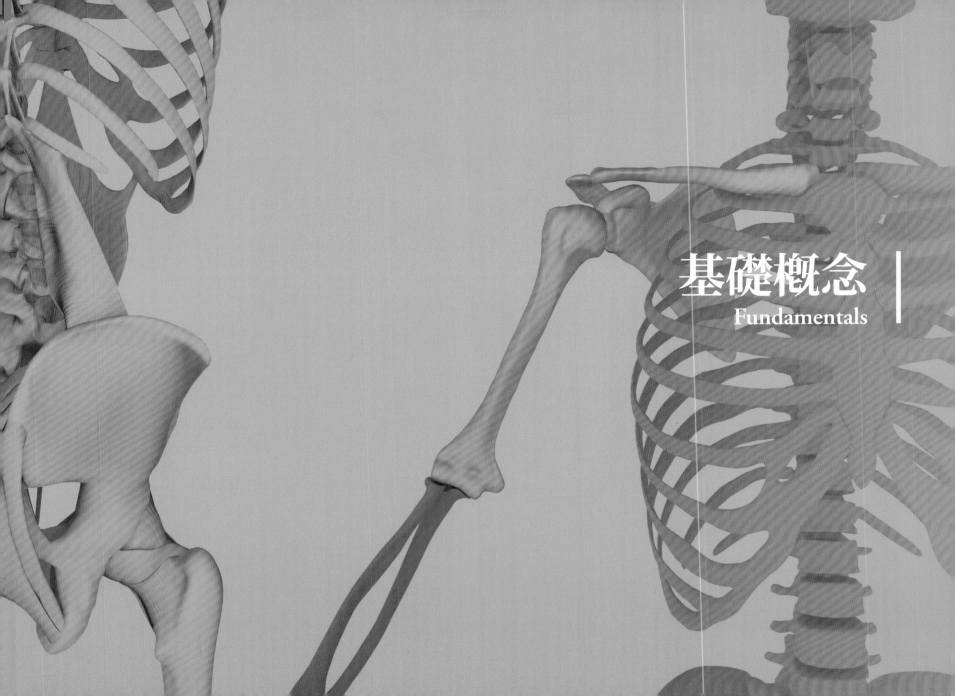

基礎概念
Fundamentals

人體構造的
相對位置
Locations of Structures
on the Body

我們使用下列專有名詞，來描述人體構造和身體地標之間的相對位置。

▶ **內側** Medial
接近身體中線

▶ **外側** Lateral
遠離中線

▶ **前側** Anterior
朝身體腹側

▶ **後側** Posterior
朝身體背側

▶ **近端** Proximal
接近軀幹或中線

▶ **遠端** Distal
遠離軀幹或中線

▶ **腹側** Ventral
身體正面

▶ **背側** Dorsal
身體背面

▶ **上方** Superior
高於頭部或接近頭部

▶ **下方** Inferior
低於頭部或遠離頭部

▶ **表層** Superficial
靠近皮膚

▶ **深層** Deep
身體內部

身體相對位置

現在以右邊兩個瑜伽體式圖示介紹人體方位術語。部分名詞可以交替使用。以坐椅式為例，前側身體構造（如胸部）也可以稱為腹側身體構造。

1   胸骨位於肩膀內側
2   肩膀位於胸骨外側
3   肩膀位於近端
4   手部位於遠端
5   頭在腳的上方
6   腳在頭的下方
7   胸部在背部的前方
8   背部在胸部的後方
9   腹部位於腹側
10 腰部位於背側
11 腹部肌肉位於表層
12 腹部器官位於深層（內裡）

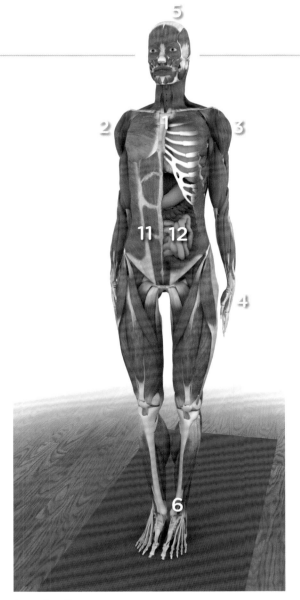

▶ 山式（tadasana）

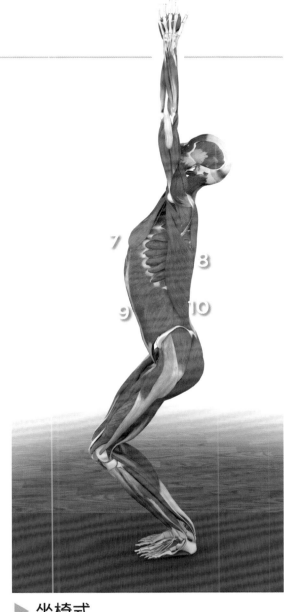

▶ 坐椅式

骨骼
Skeleton

骨骼是形成人體架構的動態活組織。骨質（或骨量）是由有機和無機物質組成的，包括鈣鹽、結締組織，以及鈣基質裡面的細胞和血管。這樣的組成，使骨骼的抗張強度近乎鋼鐵一般，但又能維持些許彈性。骨骼主軸與重力方向達到正位，我們便能從瑜伽體式獲得這種力量。

規律練習瑜伽，對骨骼有益，因為體式動作從平常不太使用的方向對身體施加適度的壓力，得以強化骨骼；其背後原理是身體為了應對壓力，將鈣質存入骨基質加以重塑。生理運作跟陰陽的道理一樣，骨骼欠缺健康的壓力，會變得單薄易脆。

骨骼也是人體儲存鈣質的地方，鈣質對生理運作很重要，鈣離子觸發肌肉收縮即是一例。體內鈣濃度受到相當嚴密的調控，主要仰賴骨骼系統、內分泌系統與排泄系統之間錯綜複雜的相互作用。這牽涉到副甲狀腺、腎臟、腸道、皮膚、肝臟、骨骼之間的反饋迴路。

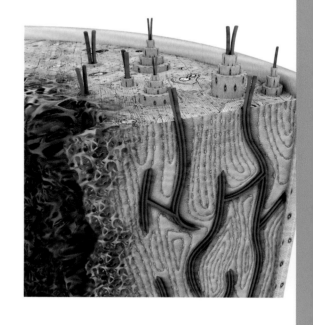

▶ 活性骨骼

骨質疏鬆症，顧名思義就是骨量減少。骨量隨年齡遞減，也跟停經婦女雌激素流失有關。不過研究顯示，阻力運動可以維持骨量。因此，我們可以合理推斷，練習瑜伽、對骨骼施加適度的壓力，有助於預防骨質疏鬆症。

在骨骼系統裡，關節是骨頭和骨頭連結的地方，而骨頭在關節肌肉帶動下，像槓桿一般活動著。有意識收縮、放鬆骨骼肌肉，讓身體進入各種瑜伽體式。

骨頭形狀

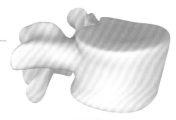

▶ 椎體

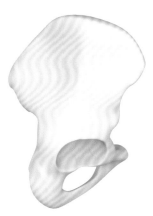

從一塊骨骼的形體或形狀大抵就能看出其功能。長骨擅長發揮槓桿作用，短骨耐承重，扁平骨具保護作用，也是廣肌附著之處。

瑜伽將每塊骨頭的潛質發揮得很透徹，好比說運用長骨的槓桿特質加深動作，以扁平骨及附著其上的核心肌肉維持穩定，以短椎體承重。骨骼形狀請見圖示。

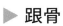

▶ 髂骨

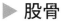

▶ 股骨

▶ 跟骨

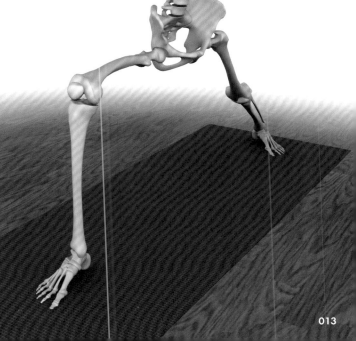

▶ 勇士二式

重力與骨架

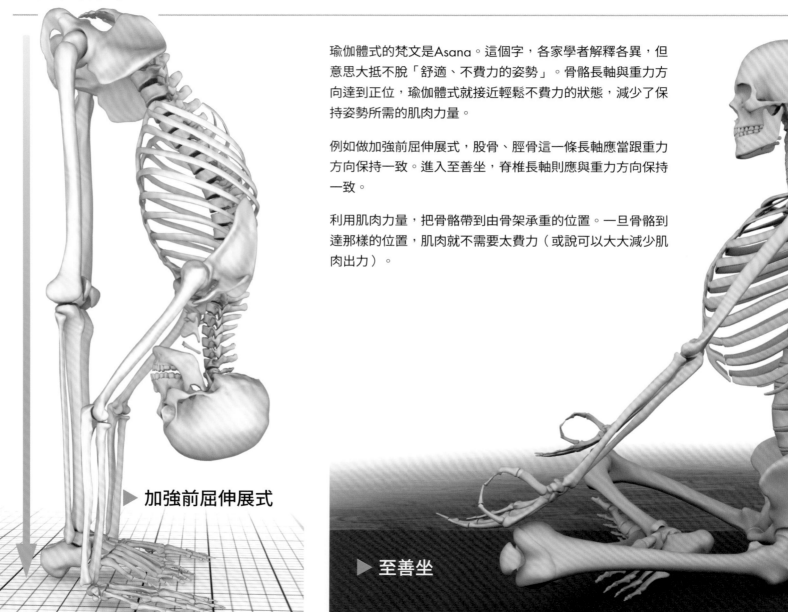

瑜伽體式的梵文是Asana。這個字，各家學者解釋各異，但意思大抵不脫「舒適、不費力的姿勢」。骨骼長軸與重力方向達到正位，瑜伽體式就接近輕鬆不費力的狀態，減少了保持姿勢所需的肌肉力量。

例如做加強前屈伸展式，股骨、脛骨這一條長軸應當跟重力方向保持一致。進入至善坐，脊椎長軸則應與重力方向保持一致。

利用肌肉力量，把骨骼帶到由骨架承重的位置。一旦骨骼到達那樣的位置，肌肉就不需要太費力（或說可以大大減少肌肉出力）。

▶ 加強前屈伸展式

▶ 至善坐

重要骨頭

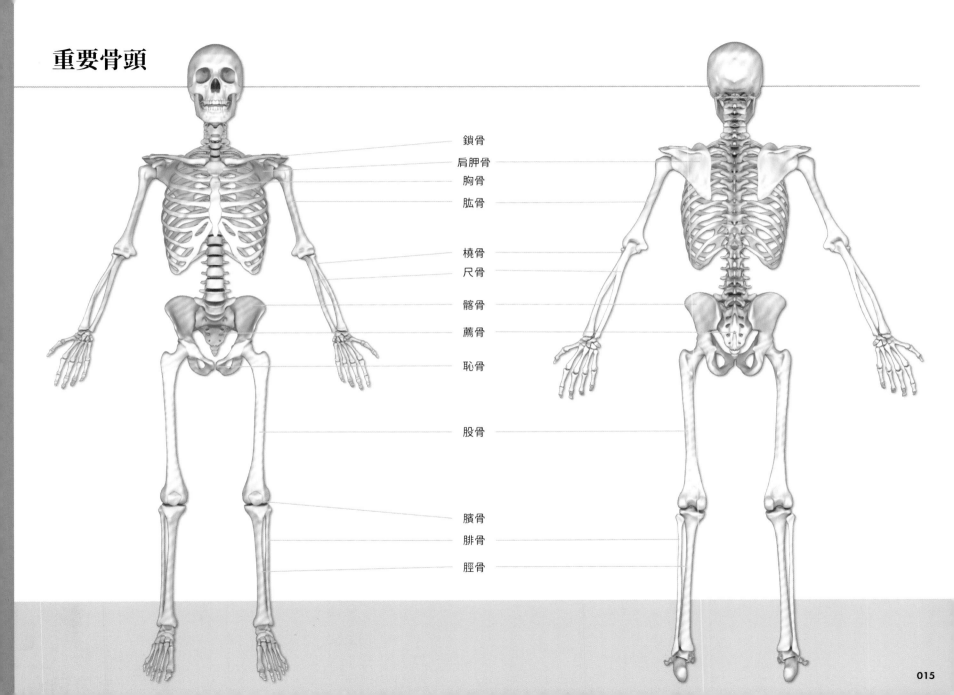

鎖骨
肩胛骨
胸骨
肱骨

橈骨
尺骨

髂骨

薦骨

恥骨

股骨

臏骨

腓骨

脛骨

重要骨頭

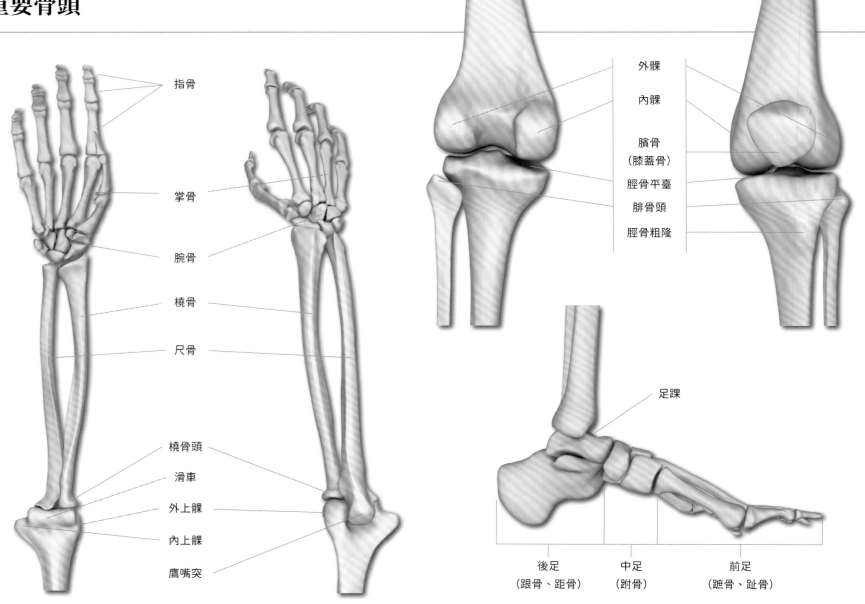

指骨

掌骨

腕骨

橈骨

尺骨

橈骨頭

滑車

外上髁

內上髁

鷹嘴突

外髁

內髁

臏骨
（膝蓋骨）

脛骨平臺

腓骨頭

脛骨粗隆

足踝

後足
（跟骨、距骨）

中足
（跗骨）

前足
（蹠骨、趾骨）

肩與髖

髖關節和肩關節屬球窩關節。前面說過,形狀反映其功能,因此髖關節臼窩深(髖臼),可支撐重量,而肩關節臼窩淺(肩盂),以利手臂施展最大動作幅度。瑜伽體式可以增加髖關節的動作幅度,提高肩關節穩定性,讓活動度和穩定性趨於平衡。

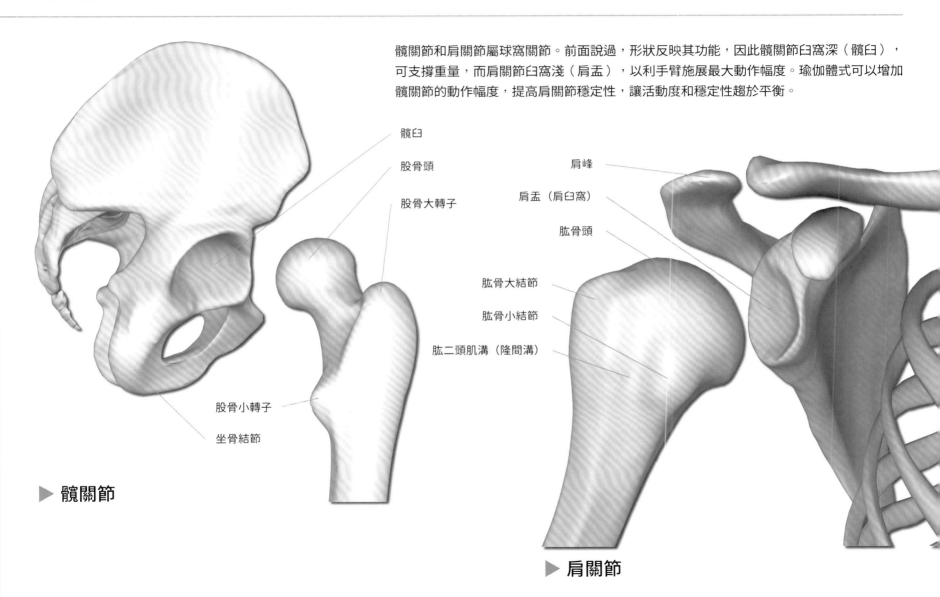

髖臼

股骨頭

股骨大轉子

股骨小轉子

坐骨結節

肩峰

肩盂(肩臼窩)

肱骨頭

肱骨大結節

肱骨小結節

肱二頭肌溝(隆間溝)

▶ 髖關節

▶ 肩關節

中軸骨和附肢骨

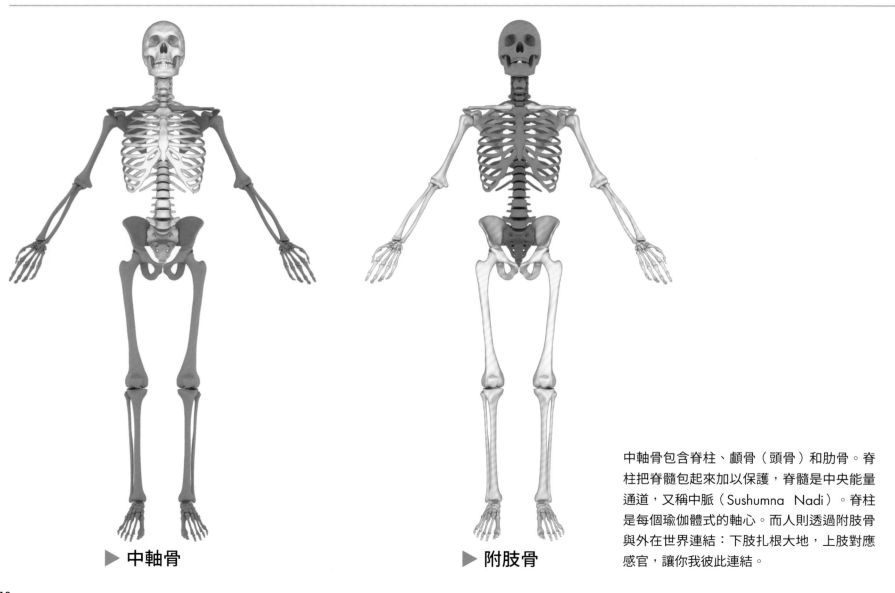

▶ 中軸骨

▶ 附肢骨

中軸骨包含脊柱、顱骨（頭骨）和肋骨。脊柱把脊髓包起來加以保護，脊髓是中央能量通道，又稱中脈（Sushumna Nadi）。脊柱是每個瑜伽體式的軸心。而人則透過附肢骨與外在世界連結：下肢扎根大地，上肢對應感官，讓你我彼此連結。

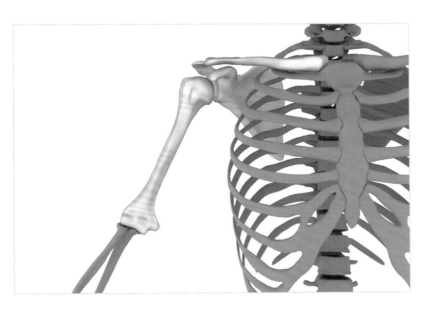

肩帶

肩帶連結上肢和中軸骨，也是臂神經叢所在之處；臂神經叢對應心臟，第4-5脈輪奠基在此。肩帶包含以下構造：

- 肩胛骨
- 肩胛胸廓關節
- 鎖骨
- 胸鎖關節和肩鎖關節
- 肱骨（上臂骨）
- 盂肱關節

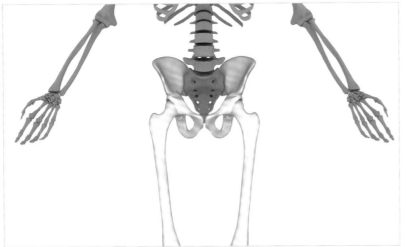

骨盆帶

骨盆帶連結下肢和中軸骨。薦神經叢就位在骨盆帶，構成第1-2脈輪的根基。骨盆帶包含下列構造：

- 髂骨
- 薦髂關節
- 股骨（大腿骨）
- 髖關節

附肢骨和中軸骨的連結

單腿反杖式將上、下附肢骨相連結,帶動中軸
骨的動作。從下面左圖可以清楚看到,這個後
彎體式能刺激脊神經。

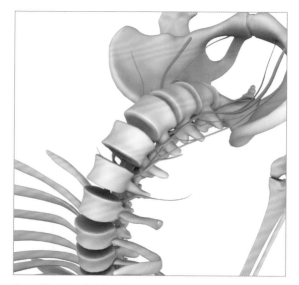

▶ 後彎時的神經根

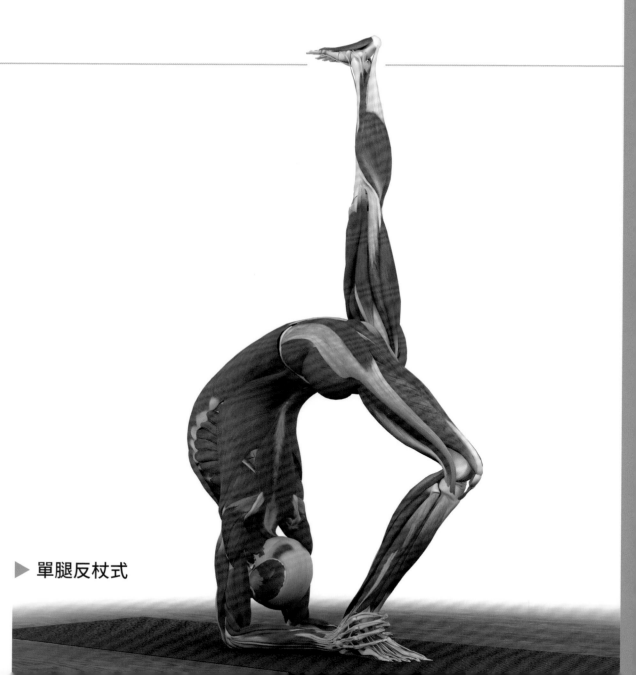

▶ 單腿反杖式

脊柱

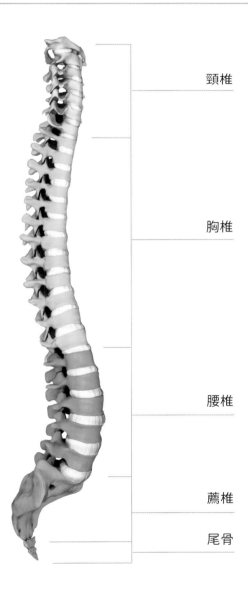

頸椎

胸椎

腰椎

薦椎

尾骨

脊柱曲度

從側面觀察脊柱曲線。脊柱後凸（Kyphosis）呈凸型曲線，脊柱前凸（lordosis）呈凹型曲線。

見右圖，正常脊椎曲度分4段：頸椎前凸、胸椎後凸、腰椎前凸、薦椎後凸。

1 頸椎前凸
2 胸椎後凸
3 腰椎前凸
4 薦椎後凸

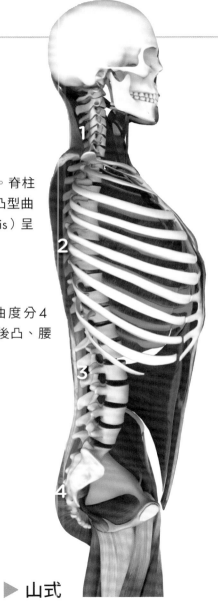

▶ 山式

脊柱側彎

脊柱側彎,顧名思義就是脊柱歪斜變形。最常見的脊柱側彎是「原發性脊柱側彎」,病因不明。此外,還有先天性脊柱側彎和神經肌肉脊柱側彎。研究顯示,原發性脊柱側彎不排除是荷爾蒙因素作祟,包括褪黑激素分泌多寡。遺傳因素也有影響。

脊柱側彎超過20度,骨骼發育成熟後容易有持續惡化的風險。側彎角度過大,會限制胸腔,影響呼吸。

脊柱側彎也會連帶影響骨盆帶和肩帶,看左圖一目了然。骨盆帶歪斜給人肢體長度不一的感覺(長短腿)。同樣的,一隻手臂看起來會比另一隻手臂短。

脊柱側彎會影響骨頭、軟骨、肌肉。長久下來,凹側肌肉變得比凸側肌肉短。瑜伽體式可以把短縮的肌肉伸展開來,緩解病情惡化。

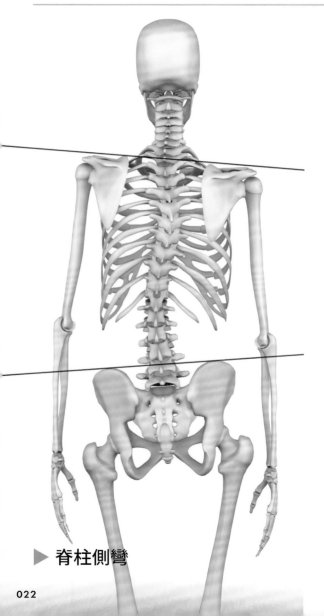

▶ 脊柱側彎

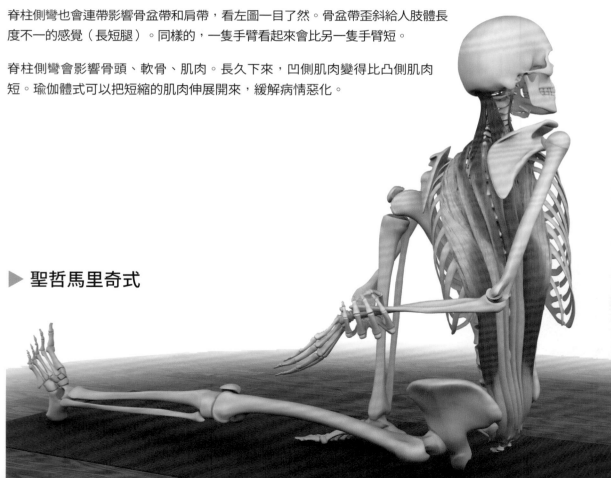

▶ 聖哲馬里奇式

瑜伽療癒

我們可以利用圖中扭轉、後彎、前彎體式，來收縮、伸展背部肌肉。把凹側長期短縮的肌肉拉長，同時又強化凸側肌肉的力量。練習瑜伽有助於平衡肢體長短不一的錯覺，也能改善神經傳導的問題。

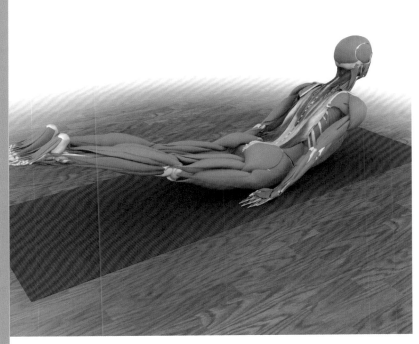

▶ 蝗蟲式

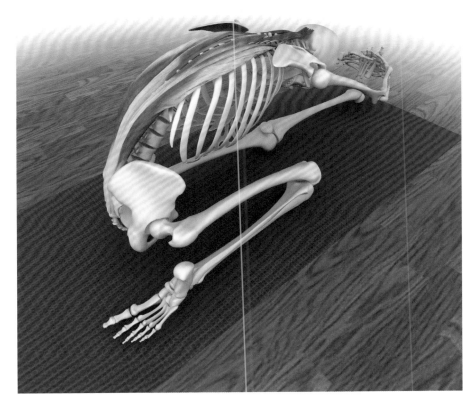

▶ 半英雄面碰膝加強背部伸展式（Trianga Mukhaikapada Paschimottanasana）

關節
Joints

關節的情形和骨頭一樣，形狀反映其功能（反之亦然）。人體關節形狀各異，端視該部位活動度或穩定性而定。好比說，髖關節是球窩型關節，膝關節屬鉸鏈型關節（或稱屈戌關節）。球窩型髖關節不管在矢切面、冠切面或水平切面上，活動度都是最大的，活動起來相當靈便好用，例如行走、跑步期間變換方向（或將手伸往各個方向抓取東西，如肩關節）。而鉸鏈型關節，好比說膝關節，則具有更大穩定性，有助於推動身體前進（或將某個東西拉向自己，如肘關節）。

其他關節，例如脊椎骨之間的椎間關節，活動度有限，但穩定度大，可以保護脊髓。脊柱活動度是靠每節脊椎在有限幅度內活動所累積而成的。

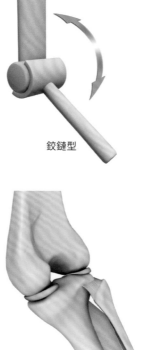

球窩型

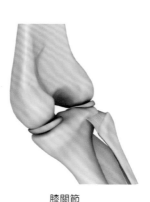

鉸鏈型

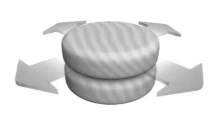
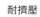

耐擠壓

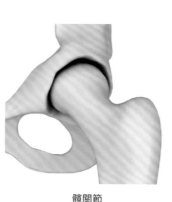

髖關節

膝關節

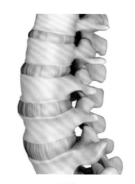

腰椎

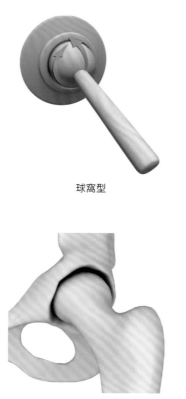

關節構造

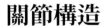

▶ **髖關節軟骨**

▶ **膝關節和半月板**

關節囊是一種結締組織，環繞整個滑液關節，
將之密封起來。強行做極端的瑜伽動作，很容
易拉傷關節囊。

滑液組織位在關節囊內側。滑液組織會製造滑
液，滑液質地黏稠，可充當關節面的潤滑劑，
減少骨頭摩擦。滑液包覆關節周遭，負責輸送
養分給關節軟骨，並將廢物帶走。瑜伽各種扭
轉動作，有助於關節囊屈曲、擴張，促進滑液
循環。

關節軟骨覆蓋在關節面上，作用是讓一塊骨頭
可以在另一塊骨頭上順利滑動。事實上，軟骨
表面光滑無比，而且相當脆弱，施加過大的壓
力，會導致關節軟骨受傷，引發關節炎。

半月板可以增加關節面的深度，擴大關節接觸
面積。這樣有助於穩定關節，並將重力和肌肉
收縮的力量分散到更大的表面。半月板由纖維
軟骨構成，質地柔韌，具有橡膠一般的黏滯性。

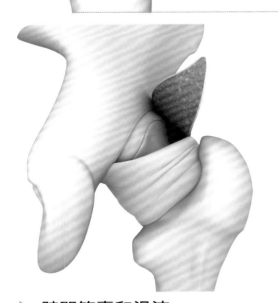

▶ **髖關節囊和滑液**（後視圖）

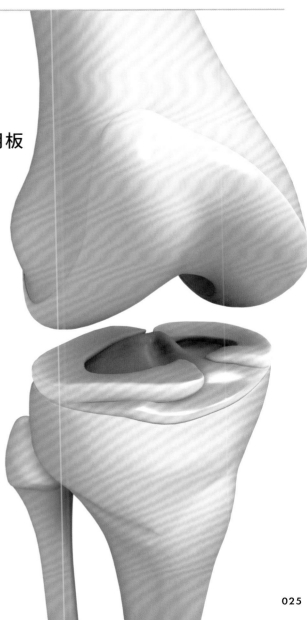

關節反作用力

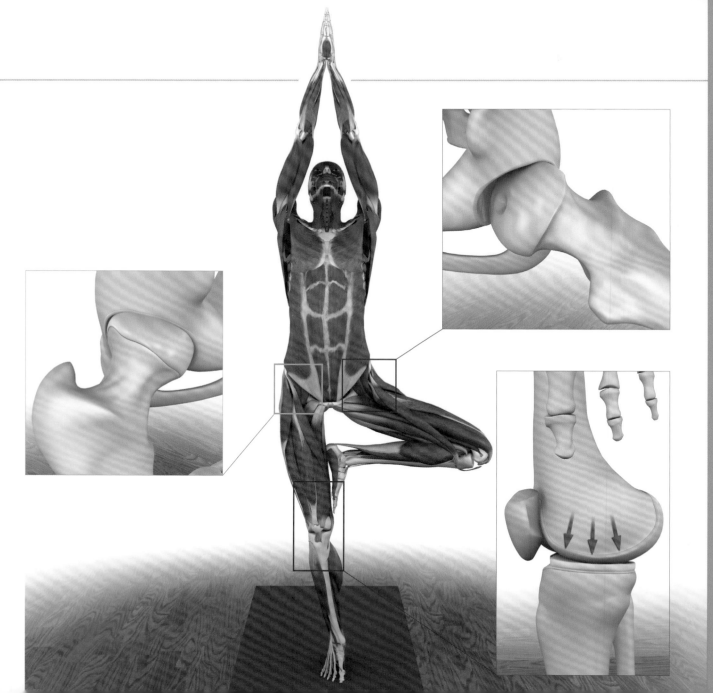

每一個動作都有一個等量但相反的反作用力。不管是肌肉收縮的力量或重力，都會在關節表面形成反作用力，我們一般稱爲關節反作用力。一定要將受力分散到最大的關節表面。

關節一致性（Joint congruency）意指關節面的吻合度。關節面越貼合，關節一致性越高。身體動作如果超出關節一致性，力量會集中在很小的表面積上。巨大力量過度集中，會傷害關節軟骨，引發退化病變。

用錯誤的方式練瑜伽，可能造成關節脫位或破壞關節面一致性。因此，要學習怎麼運用動作幅度大的關節又懂得保護動作幅度有限的關節，以防範未然。

關節作用力──應用篇

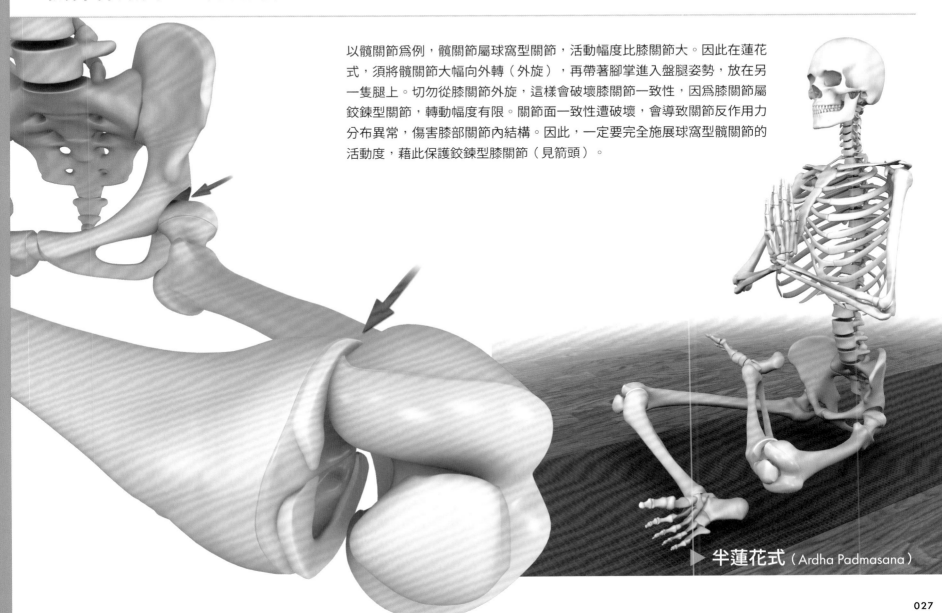

以髖關節爲例，髖關節屬球窩型關節，活動幅度比膝關節大。因此在蓮花式，須將髖關節大幅向外轉（外旋），再帶著腳掌進入盤腿姿勢，放在另一隻腿上。切勿從膝關節外旋，這樣會破壞膝關節一致性，因爲膝關節屬鉸鍊型關節，轉動幅度有限。關節面一致性遭破壞，會導致關節反作用力分布異常，傷害膝部關節內結構。因此，一定要完全施展球窩型髖關節的活動度，藉此保護鉸鍊型膝關節（見箭頭）。

▶ 半蓮花式（Ardha Padmasana）

韌帶
Ligaments

韌帶是纖維狀結締組織，負責把關節部位的骨頭和骨頭連結起來，並增加關節活動時的穩定性。韌帶形狀、大小都不一樣，因功能而異。例如，膝關節的十字韌帶，短而強韌，讓膝關節保持在鉸鏈的型態活動。薦髂韌帶的纖維組織緻密、緊實，又寬又厚，會限縮薦髂關節的動作幅度。

肩關節韌帶呈細長條，與肩關節囊融匯，容許肩關節做大幅度動作。

韌帶是非收縮性組織，但人體一舉一動，韌帶都參與其中，因為韌帶有感覺神經，會將關節姿勢等訊息，傳遞給脊髓和大腦。

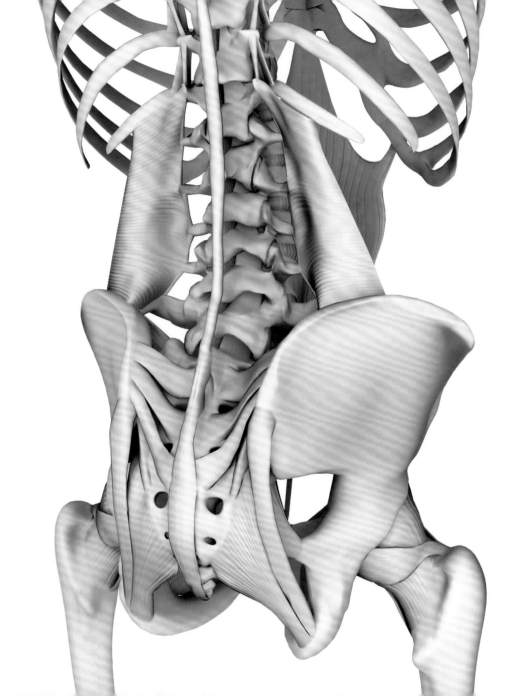

韌帶復位術

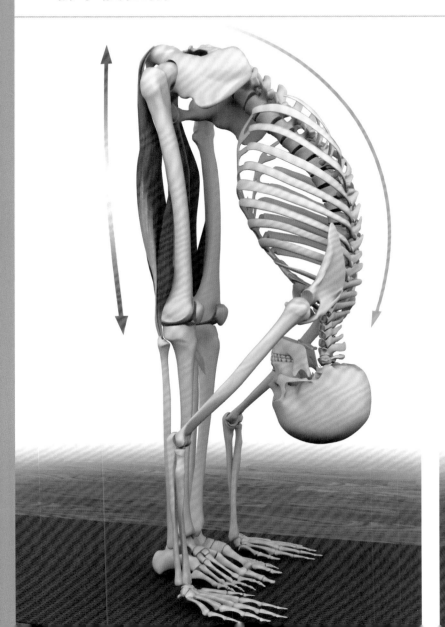

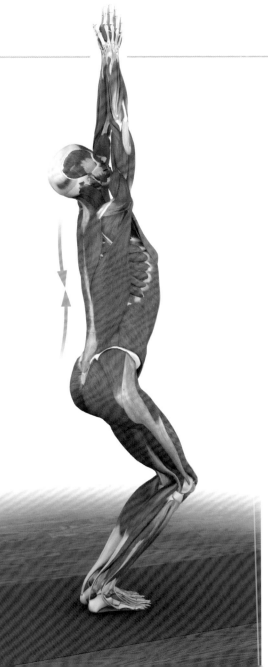

韌帶復位術是用韌帶牽拉它所附著的骨頭。醫生利用韌帶復位術,將斷裂的骨頭拉回原位,加以固定。我們也可以利用韌帶復位術練瑜伽,請看左圖的加強前屈伸展式,上半身的重量經由背部韌帶傳到骨盆。這個動作會把骨盆往前拉,提高坐骨結節,被動伸展大腿後側肌群。

韌帶還具備了一點回彈(elastic recoil)的能力。這一股回彈的力量跟身體的動能結合,幫助身體從後彎姿勢中站起來(從下腰姿勢站起來)。

骨盆和髖關節韌帶

骨盆韌帶和髖關節韌帶的形狀，同樣反映其功能。骨盆韌帶厚實、強韌，
讓骨盆關節得以發揮承重的功能。而髖關節韌帶穩定髖關節的同時，也容
許髖關節行走、跑步。

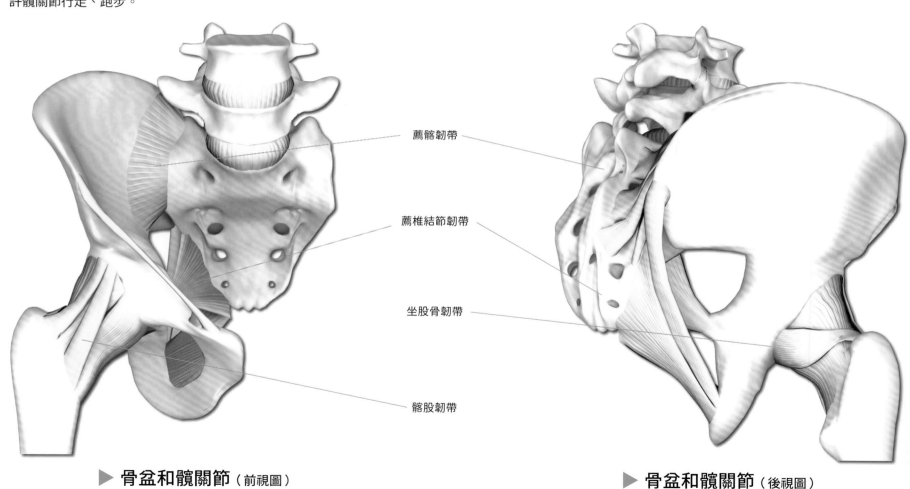

薦髂韌帶

薦椎結節韌帶

坐股骨韌帶

髂股韌帶

▶ **骨盆和髖關節**（前視圖）

▶ **骨盆和髖關節**（後視圖）

髂股韌帶

髂股韌帶是髖關節的一部分，具有穩定髖關節的功能。當股骨伸張（即髖伸動作）、外旋時，髂股韌帶跟著被拉緊。股骨屈曲（即髖屈動作）、內旋時，髂股韌帶放鬆。髂股韌帶緊繃，做起低弓箭步和前劈腿，伸髖幅度會大受限制。因此，藉助骨盆前傾這個動作，並將股骨內轉，可以克服受限的問題。

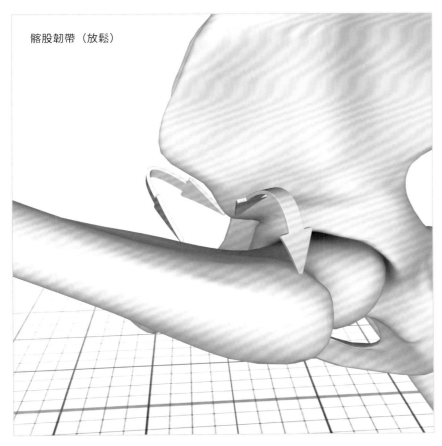

▶ **髖關節**（屈曲，內旋）

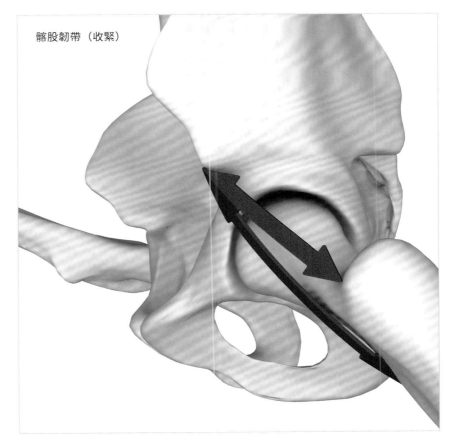

▶ **髖關節**（伸張，外旋）

肘關節和肩關節韌帶

▶ 肘關節（後視圖）

肘關節副韌帶的作用是限制側向運動，讓肘關節維持在鉸鏈關節的型態。
骨間膜負責穩定前臂骨。

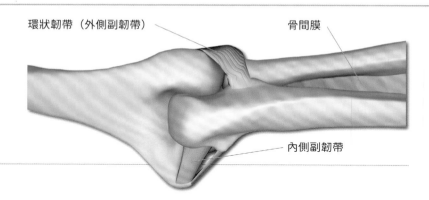

環狀韌帶（外側副韌帶）　　骨間膜

內側副韌帶

▶ 肩關節

肩關節盂肱韌帶薄薄一片，不像髖關節韌帶厚實強韌，正因為如此，肩關
節才有辦法做活動度比較大的動作。

下盂肱韌帶是3條盂肱韌帶當中最重要的一條，當肱骨外展、外旋，下盂
肱韌帶跟著被拉緊。

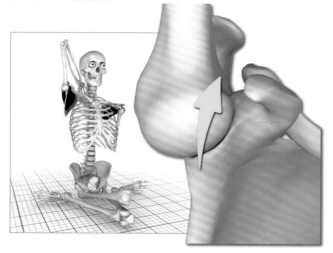

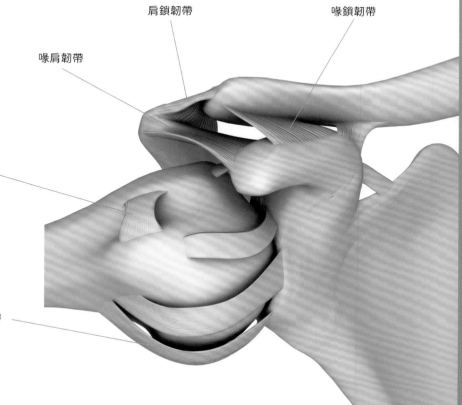

肩鎖韌帶　　　　喙鎖韌帶

喙肩韌帶

橫向肱二頭韌帶

下盂肱韌帶

穩定肩關節的肌肉

髖關節仰賴厚實的骨頭和韌帶來穩定，肩關節則是靠肌肉來穩定。穩定肩關節的最大功臣是肩旋轉肌群；次爲肱三頭肌和肱二頭肌。像是手平衡體式和倒立體式等瑜伽姿勢，都能強化這些肌肉，讓肩關節在穩定度和活動度之間取得平衡。

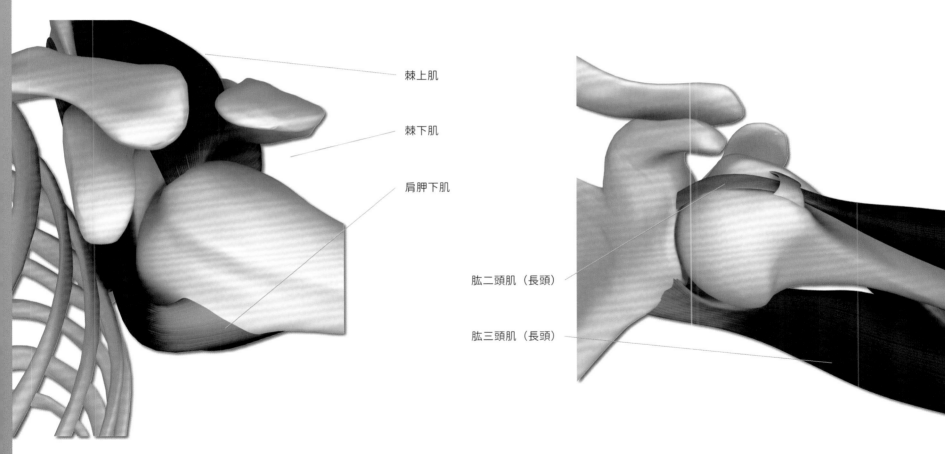

棘上肌

棘下肌

肩胛下肌

肱二頭肌（長頭）

肱三頭肌（長頭）

▶ **肩旋轉肌群**（穩定肩關節）

▶ **肱二頭肌和肱三頭肌**（穩定肩關節）

脊椎韌帶

▶ **脊柱單元**　脊柱單元是指兩塊相鄰的椎體和椎體之間的椎間盤。椎骨與椎骨之間可以小幅移動，包括微量旋轉、屈曲和伸張。多個脊柱單元的動作組合起來就形成了脊椎的動作。

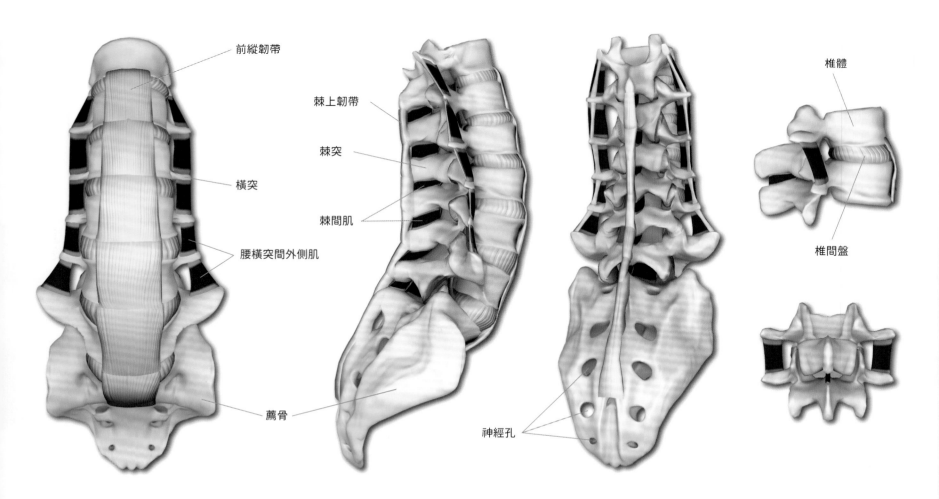

前縱韌帶

棘上韌帶

棘突

棘間肌

橫突

腰橫突間外側肌

薦骨

神經孔

椎體

椎間盤

軀幹韌帶

韌帶連接骨頭和骨頭，某些肌肉也由韌帶連接。下面這3條韌帶就是最典型的例子，將上半身（軀幹）和下半身連接起來。

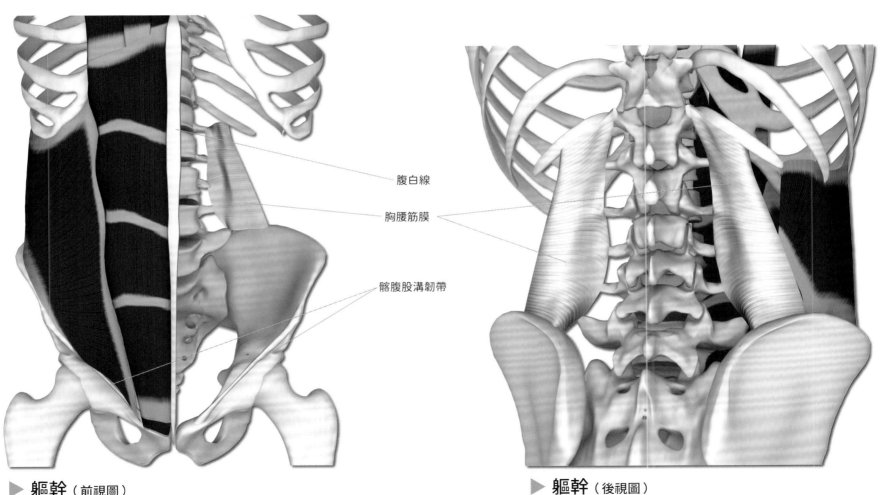

腹白線

胸腰筋膜

髂腹股溝韌帶

▶ **軀幹**（前視圖）

▶ **軀幹**（後視圖）

膝關節韌帶

髕骨肌腱連接股四頭肌和脛骨，可帶動膝伸直動作。內、外側副韌帶的作用是防止膝關節側向脫位，使其維持鉸鏈關節的動作型態。前十字韌帶和後十字韌帶分別限制脛骨的過度前移和過度後移。半月板可作為緩衝來穩定膝關節。骨間膜負有穩定小腿骨的功能。

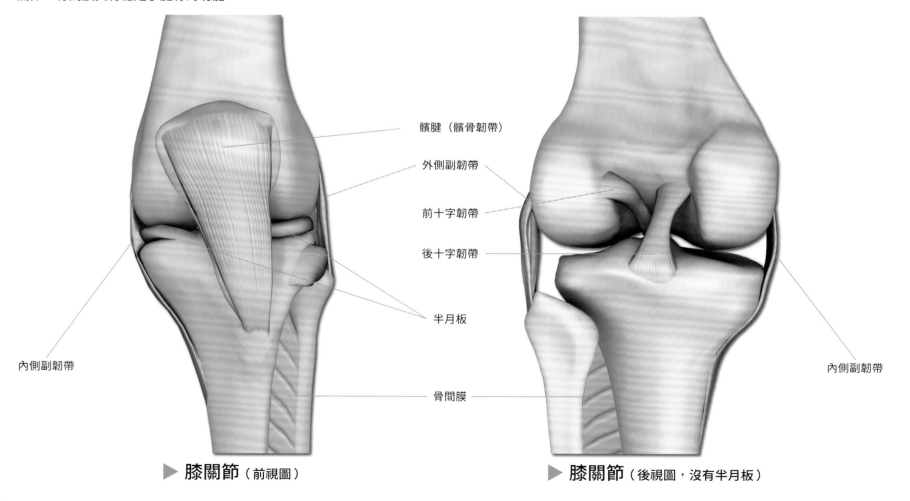

髕腱（髕骨韌帶）

外側副韌帶

前十字韌帶

後十字韌帶

半月板

骨間膜

內側副韌帶

內側副韌帶

▶ 膝關節（前視圖）　　　　　　　　▶ 膝關節（後視圖，沒有半月板）

肌肉和肌腱
Muscles and Tendons

肌肉

人體動作是由各種作用於關節上的力量決定的。這些作用力又是經由肌肉拉動而產生的,作用力對身體動作的影響,取決於肌肉的形狀,以及起端和止端的位置。起端是不動端,比較靠近身體中線的附著點,止端是肌肉要拉動的那一端,離中線比較遠。

▶ **起端**
肌肉的近端附著點。

▶ **止端**
肌肉的遠端附著點。

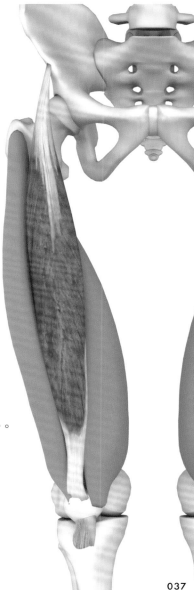

股直肌的起端是髂前上棘,止端是臏骨。

▶ 主動肌或原動肌

主動肌收縮，帶動特定關節動作。
例如，屈膝時，大腿後側肌肉群就
是主動肌。

▶ 拮抗肌

在主動肌收縮時配合放鬆的肌肉
就是拮抗肌，拮抗肌會產生反向
動作。例如，屈膝時，股四頭肌（
大腿前側）就是大腿後側肌肉群的
拮抗肌。伸膝時，股四頭肌是主動
肌，大腿後側肌肉群是拮抗肌。

▶ 協同肌

協同肌的作用是輔助主動肌，並對
主動肌生成的動作進行微調；協同
肌帶動的動作雖然跟主動肌一樣，
但協同肌不像主動肌那麼有效率。

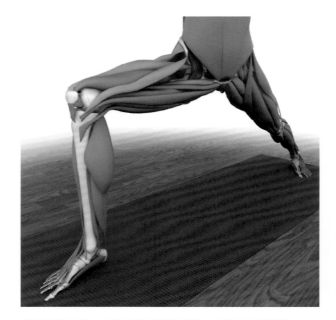

圖中綠色的肌肉是作為協同肌的腰肌，協助屈曲髖關節。

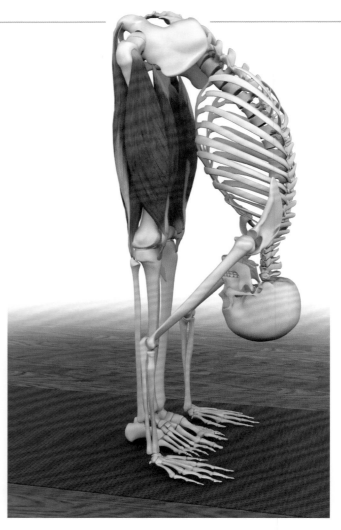

加強前屈伸展式裡的股四頭肌是主動肌，股四頭肌收縮使得膝蓋
伸直。大腿後側肌群則是拮抗肌，因為伸膝動作而被伸展開來。

肌腱

肌腱是連接肌肉和骨骼的組織，肌肉的作用力經由肌腱傳導，帶動關節。肌腱也有感覺神經，將肌肉張力、關節動作等訊息傳達給大腦。

肌腱與韌帶可以有限伸展，但不會收縮。練瑜伽會改善肌腱、韌帶的彈性，在暖氣房練習效果尤佳。勿過度伸展肌腱和韌帶，這些軟組織被拉超過正常長度可能導致損傷。

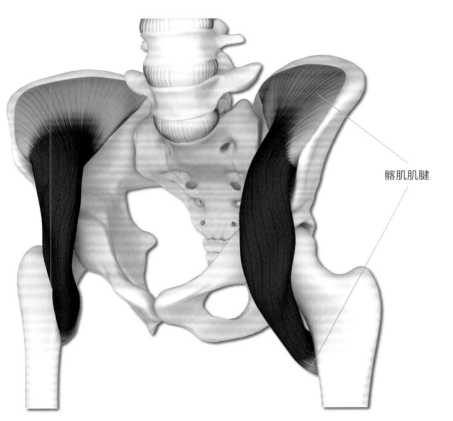

髂肌肌腱

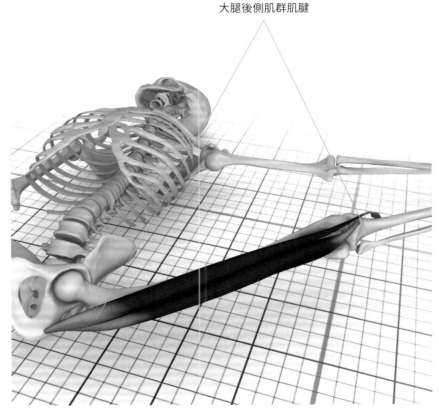

大腿後側肌群肌腱

肌肉形狀

肌肉形狀不同，功能也不同。之所以會有各式各樣的形狀，是爲了在骨骼運動時提供最大機械效率。同樣地，肌肉從骨頭表面彎繞而過，創造「半滑輪」效應，收縮力道因而倍數增長。以下介紹幾種不同形狀的肌肉。

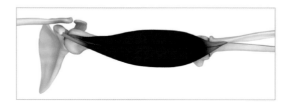

▶ **肱二頭肌**

雙頭紡錘形

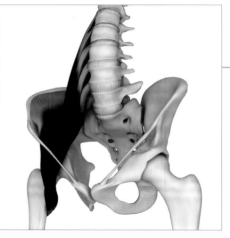

▶ **髂腰肌**

多頭起端，單一止端（兼半滑輪型態）

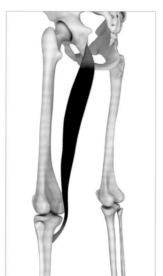

▶ **半腱肌**

單頭紡錘形

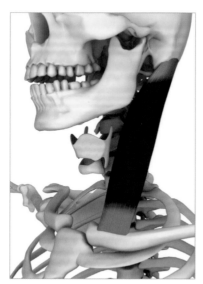

▶ **胸鎖乳突肌**

帶狀

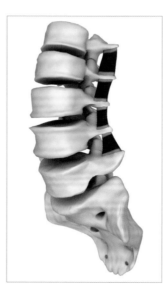

▶ **腰橫突間外側肌**

短方形

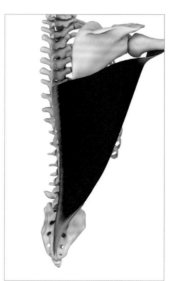

▶ **背闊肌**

三角形、單點收束

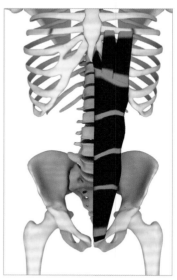

▶ **腹直肌**

扁平腱膜

單關節肌和多關節肌

我們也可以依一塊肌肉從起端到止端所跨越的關節數來加以分門別類。單關節肌跨越單一關節，多關節肌肉跨越一個以上的關節。

單關節肌收縮，只有一個關節會移動。多關節肌肉收縮，會帶動多個關節。

就拿樹式當例子，髂肌和臀中肌是單關節肌代表；髂肌和臀中肌起自髂骨，止於近端股骨，只跨越（和帶動）髖關節。髂肌和臀中肌在此的作用是穩定站立腿的髖關節。腰方肌、腰肌、股直肌、縫匠肌是多關節肌代表，跨越（和帶動）多個關節。這些多關節肌負責彎曲、內收和外旋非站立腿。

▶ 單關節肌

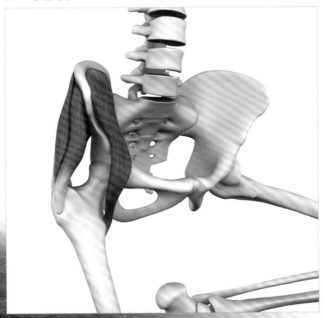

▶ 多關節肌

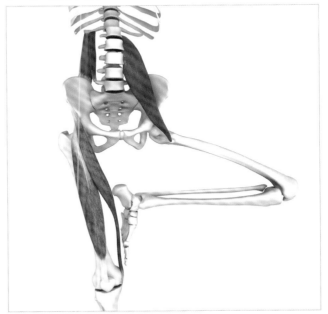

▶ 樹式

肌肉構造和功能

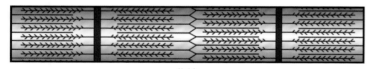

收縮

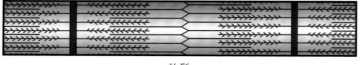

放鬆

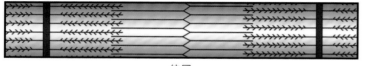

伸展

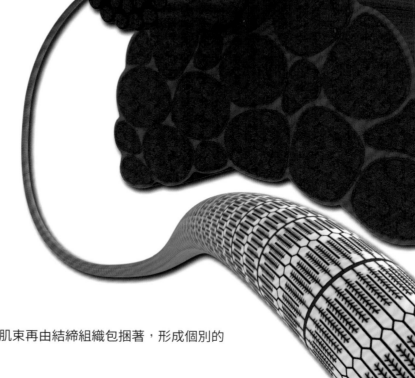

肌纖維是骨骼肌收縮的最小功能性單位。一條條肌纖維組合成肌束，肌束再由結締組織包捆著，形成個別的骨骼肌。

骨骼肌也含有不具收縮性的組成要素，包括包住肌束和肌纖維的結締組織，以及肌肉-肌腱接合處（MTJ，myotendinous junction）。

肌纖維受輸出神經元（來自中樞神經系統）刺激而收縮。刺激使細胞膜產生電位變化，鈣離子被釋出，流入肌纖維，在（肌原纖維的）肌絲之間形成橫橋。繼而產生「棘爪」效應（ratcheting effect），觸發個別肌纖維縮短，肌肉收縮。

收縮力道被傳到肌肉外層的非收縮筋膜。筋膜再將這股力道傳到肌肉-肌腱接合處、骨骼，最後帶動關節。

肌肉以3種狀態存在：收縮、放鬆或伸展。左上角圖示呈現肌肉收縮、放鬆、伸展時，肌絲橫橋移動的情形。

肌肉收縮類型

肌肉收縮分三種：

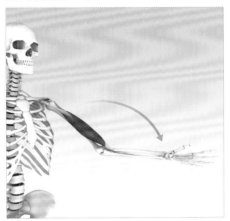

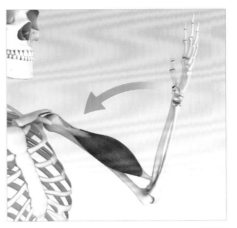

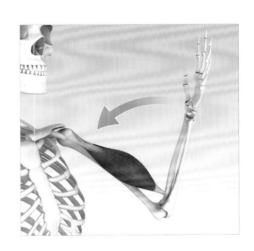

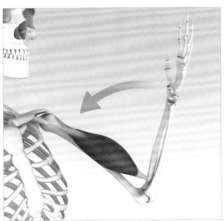

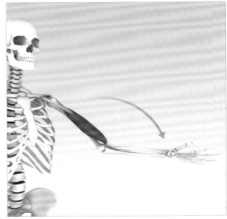

▶ **向心收縮**（等張收縮）

肌肉長度縮短，在關節活動範圍內，
肌肉始終保持張力（出力的狀態）。

▶ **離心收縮**

肌肉被拉長的同時仍保持張力。

▶ **等長收縮**

肌肉持續出力，但肌肉長度不變，骨
骼也不會移動。

伸展肌肉

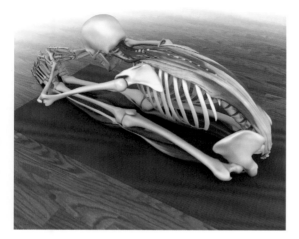

▶ 靜態伸展

靜態拉伸是哈達瑜伽最常用的技巧。靜態伸展分兩種。第一種是主動式靜態伸展，即收縮目標肌肉的拮抗肌，以拉長、伸展目標肌肉。以加強背部伸展式（坐姿前彎）為例，收縮股四頭肌、髂腰肌、肱二頭肌，以伸展大腿後側肌群，這就是主動式靜態伸展。進行主動式靜態伸展，要收縮目標肌肉的拮抗肌，觸發所謂的「交互抑制」作用，讓中樞神經系統命令目標肌肉放鬆。

被動式靜態伸展是指在放鬆狀態下進入伸展，僅用身體的重量（或外部施加的重量）伸展某塊肌肉。修復體式「支撐橋式」（Suported Setu Bandha Sarvangasana）就是典型的被動式靜態伸展，而所要伸展的目標肌肉是髂腰肌。

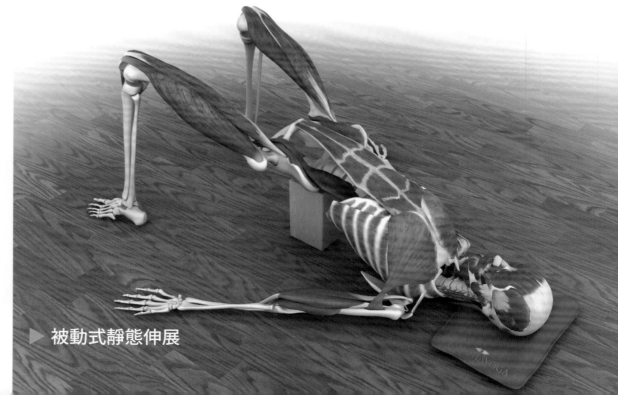

▶ 主動式靜態伸展

▶ 被動式靜態伸展

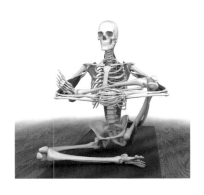

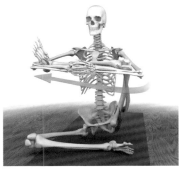

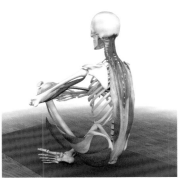

▶ 輔助伸展

瑜伽練習者可以利用輔助伸展加深體式。所謂輔助伸展，就是刻意收縮某一塊伸展中的肌肉。這個動作會觸發高爾基肌腱器反射弧，等目標肌肉收縮後，就會進入深度放鬆。整個過程亦稱為「本體感覺神經肌肉誘發術」（Proprioceptive　Neuromuscular Facilitation）。運用輔助伸展，一定要考量關節反作用力，小心拿捏，因為肌肉的作用力會傳到關節。一般而言，輕輕收縮即可，免得關節反作用力過大。左側三張圖示範的是臀中肌、臀大肌、闊筋膜張肌的輔助伸展。

▶ 動態伸展

串連型態的瑜伽練習，將動態伸展發揮得淋漓盡致，藉由重複單一動作，慢慢加深伸展。一早做動態伸展的益處是，替休息整晚的肌肉「重設」長度，開啟一天的生活。（《雷隆醫師的瑜伽解剖Ⅱ：關鍵體式》會詳盡介紹伸展生理學。）

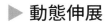

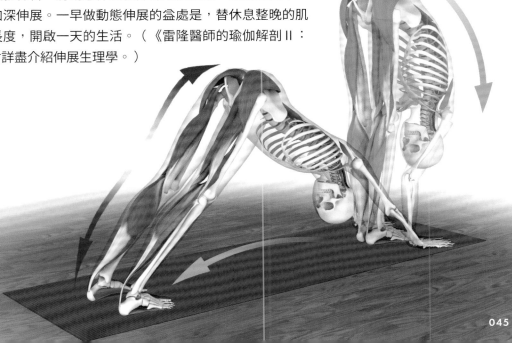

動作
Movement

動作的定義

要認識肌肉骨骼運動，不能不提關節、施力方向和動作平面。解剖平面與方位是為了描述肌肉骨骼的基本動作而發展出來的慣例，因此，學習這套專有名詞有助於我們分析瑜伽體式和功能。

▶ 解剖三平面和人體六大基本動作

冠狀面（Coronal plane）：身體分成前後兩部。四肢沿冠狀面運動稱為內收和外展。四肢朝身體中線移動叫內收，遠離中線是外展。

矢狀面（Sagittal plane）：身體分成左右兩半。發生在矢狀面的動作稱為屈曲和伸張。屈曲通常讓四肢往前移動，但膝關節除外，膝關節屈曲四肢向後移動。伸張則使四肢向後移動。

水平面（Transverse plane）：身體分上下兩半。這個平面上的動作稱為旋轉。旋轉又分為內側旋轉（轉向中線）和外側旋轉（轉離中線）。內側旋轉一般簡稱內旋，外側旋轉則為外旋。

人體所有動作，皆由這六大基本動作組合而成。

體式動作

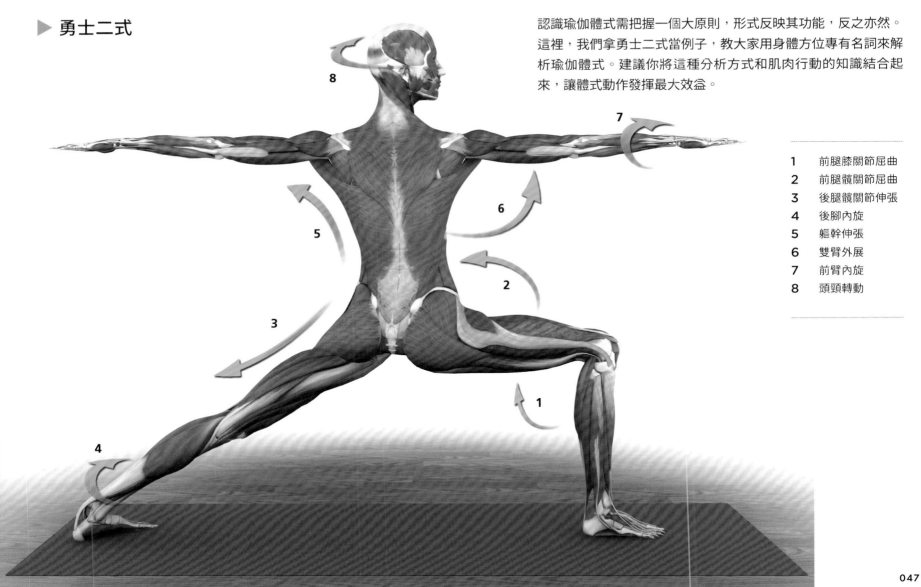

▶ 勇士二式

認識瑜伽體式需把握一個大原則，形式反映其功能，反之亦然。這裡，我們拿勇士二式當例子，教大家用身體方位專有名詞來解析瑜伽體式。建議你將這種分析方式和肌肉行動的知識結合起來，讓體式動作發揮最大效益。

1　前腿膝關節屈曲
2　前腿髖關節屈曲
3　後腿髖關節伸張
4　後腳內旋
5　軀幹伸張
6　雙臂外展
7　前臂內旋
8　頭頸轉動

複雜動作

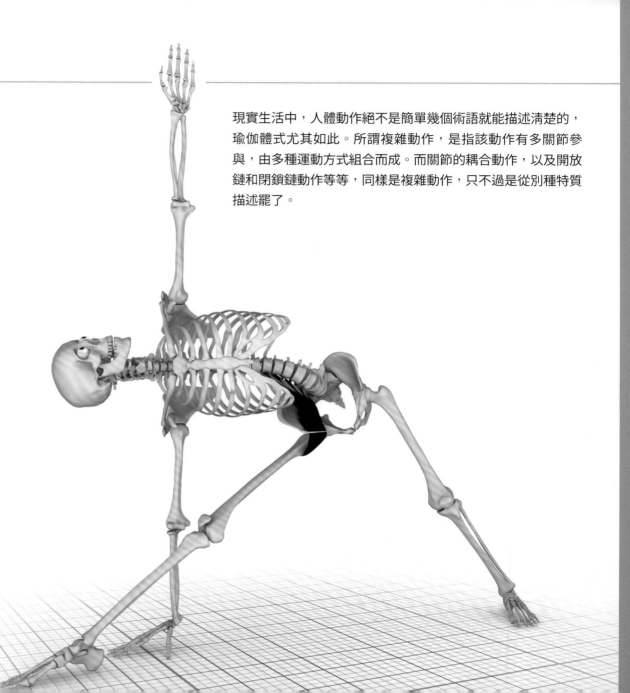

現實生活中，人體動作絕不是簡單幾個術語就能描述清楚的，瑜伽體式尤其如此。所謂複雜動作，是指該動作有多關節參與，由多種運動方式組合而成。而關節的耦合動作，以及開放鏈和閉鎖鏈動作等等，同樣是複雜動作，只不過是從別種特質描述罷了。

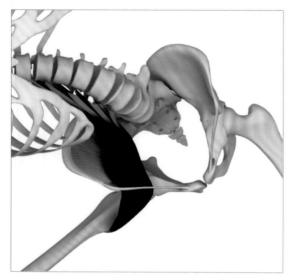

▶ 關節耦合

兩個相鄰的關節，各自在不同平面上運動，這稱為耦合動作。以側伸展體式三角式為例，脊柱完成好幾個複雜的耦合動作，包括不同層次的旋轉、屈曲和伸張。而髖關節的耦合動作則結合了股骨（大腿骨）屈曲和骨盆前傾，形成前腿髖關節的姿勢。

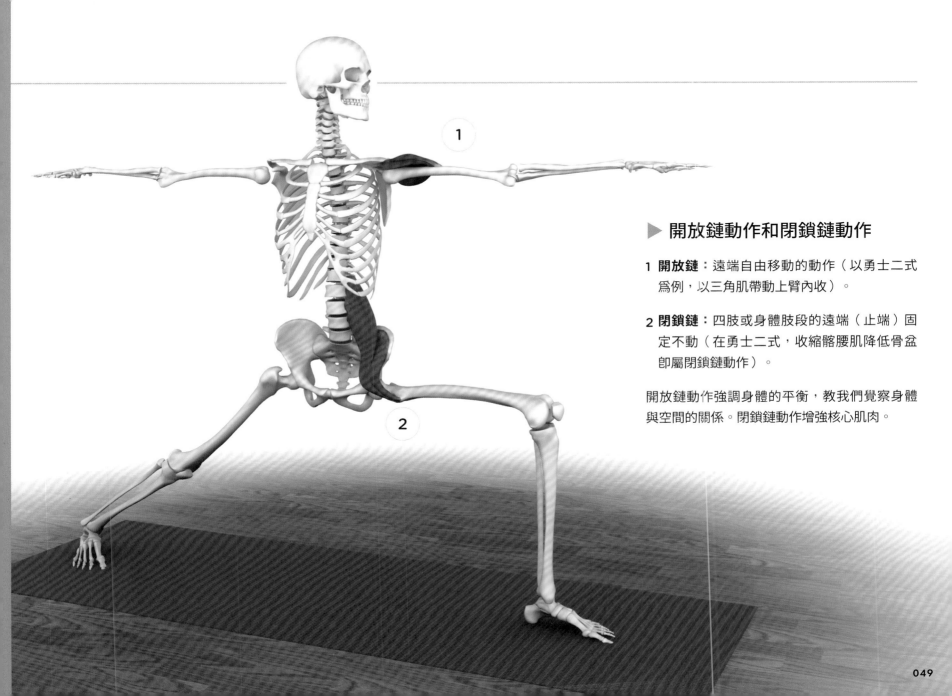

▶ 開放鏈動作和閉鎖鏈動作

1 **開放鏈**：遠端自由移動的動作（以勇士二式為例，以三角肌帶動上臂內收）。

2 **閉鎖鏈**：四肢或身體肢段的遠端（止端）固定不動（在勇士二式，收縮髂腰肌降低骨盆即屬閉鎖鏈動作）。

開放鏈動作強調身體的平衡，教我們覺察身體與空間的關係。閉鎖鏈動作增強核心肌肉。

PART 1
骨盆帶和大腿
Pelvic Girdle & Thighs

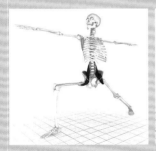
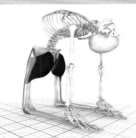
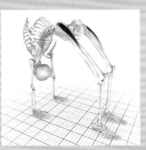
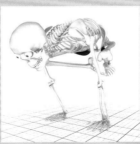
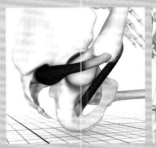
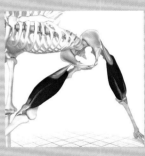

髖關節外旋肌群

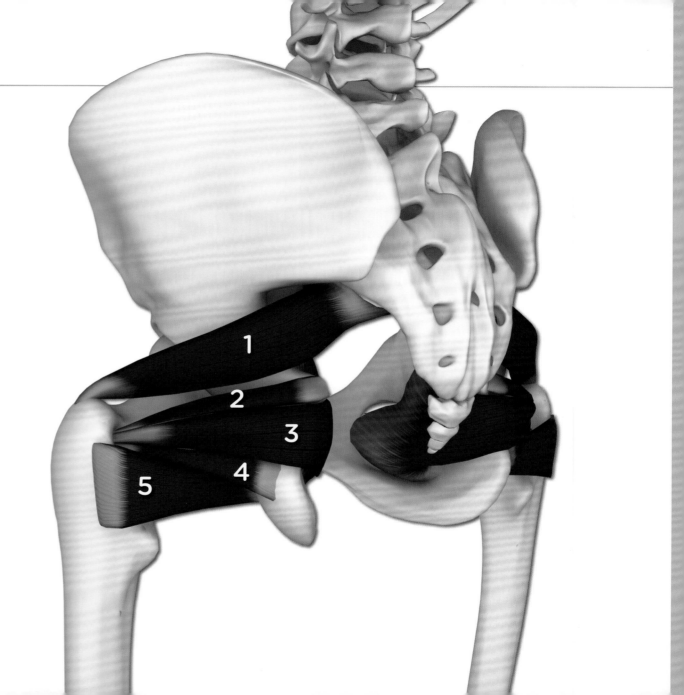

1 梨狀肌
2 上孖肌
3 閉孔內肌
4 下孖肌
5 股方肌

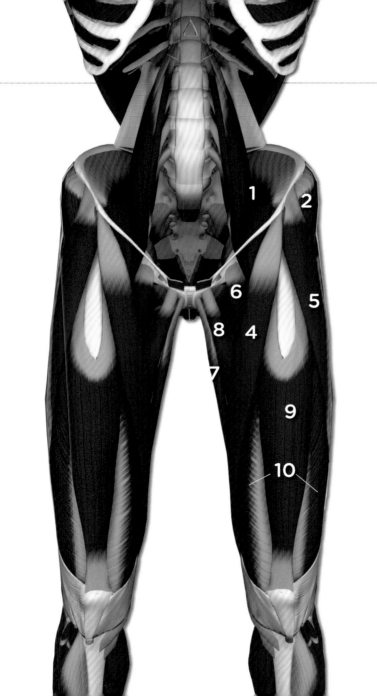

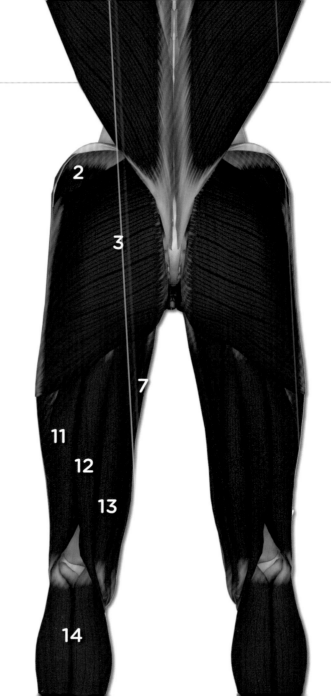

1　髂腰肌
2　臀中肌
3　臀大肌
4　縫匠肌
5　闊筋膜張肌
6　恥骨肌
7　股薄肌
8　內收長肌
9　股直肌
10　股四頭肌
11　股二頭肌
12　半腱肌
13　半膜肌
14　腓腸肌

髖關節動作

我們利用以下圖示來示範髖關節和骨盆的基本動作。請仔細觀察，體會髖關節動作和骨盆動作之間的耦合。

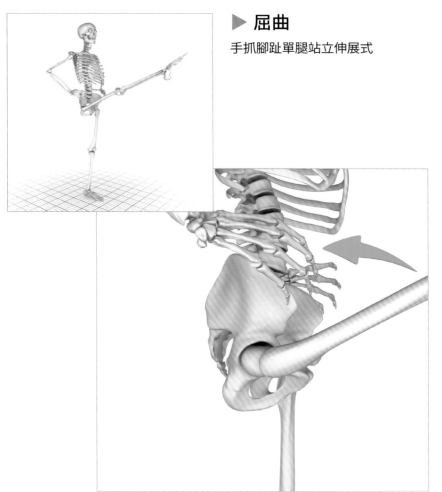

▶ 屈曲

手抓腳趾單腿站立伸展式

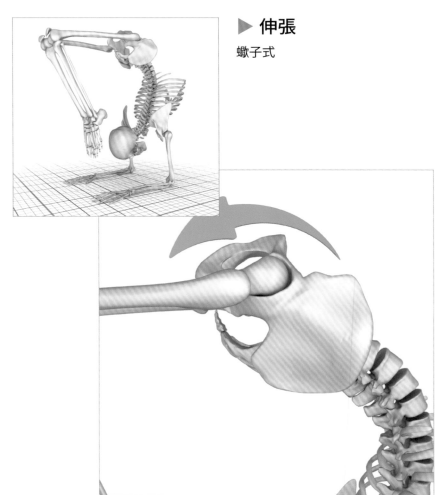

▶ 伸張

蠍子式

▶ 外展（遠離身體中線）

仰臥手抓腳趾伸展二式

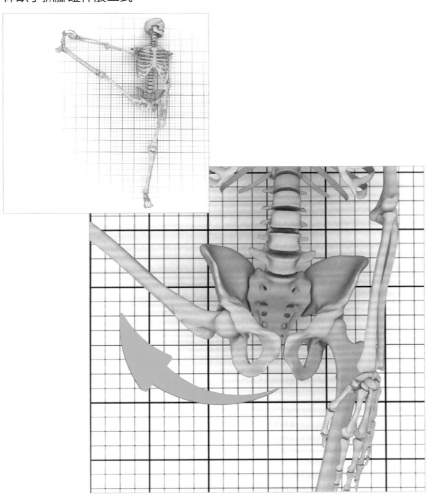

▶ 內收（朝身體中線移動）

聖哲馬里奇三式

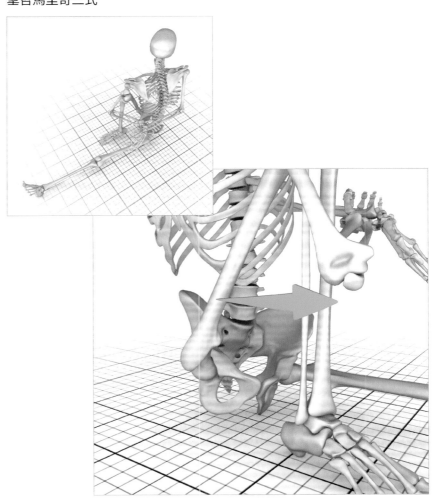

髖關節動作

▶ **內旋**

鷹式

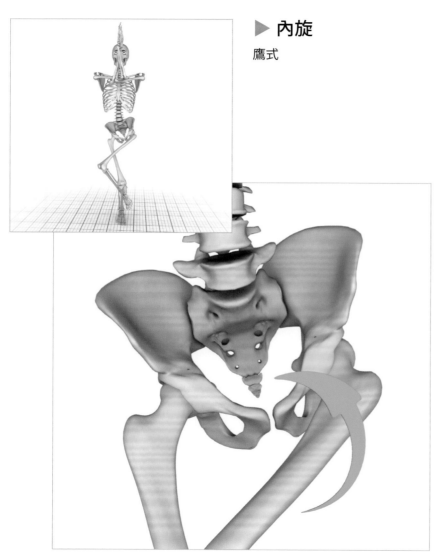

▶ **外旋**

蓮花式

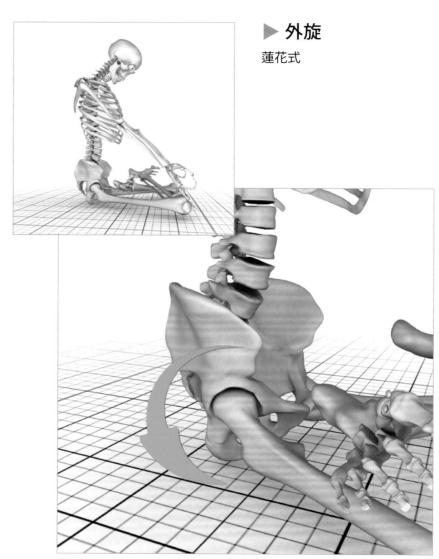

骨盆動作

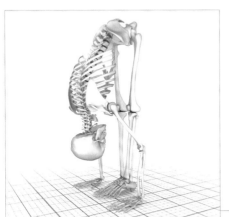

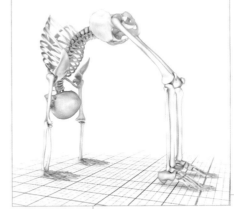

▶ **前傾**

加強前屈伸展式

▶ **後傾**

上弓式

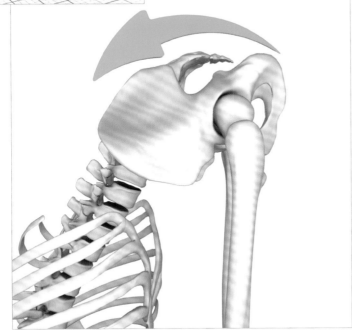

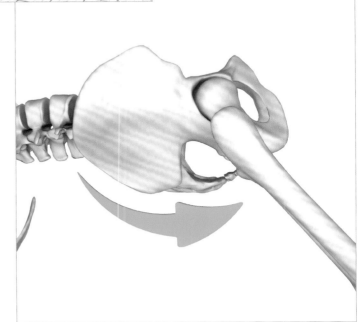

骨盆動作

▶ 旋轉

鷹式

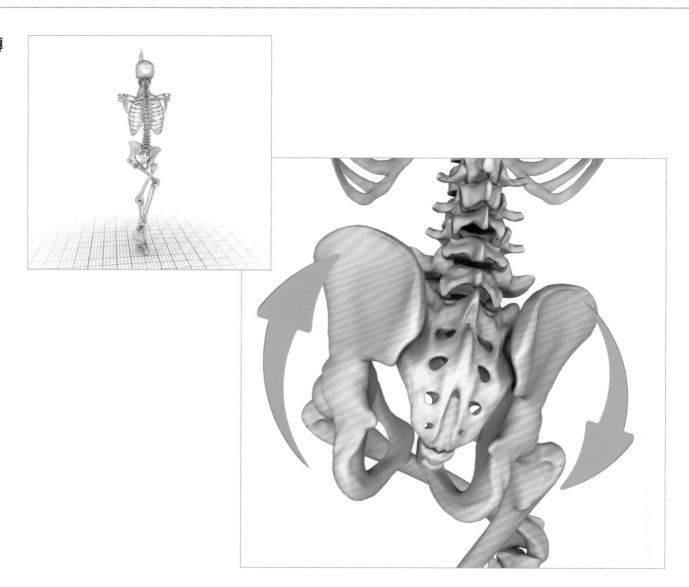

Chapter 1
髂腰肌
Iliopsoas

▶ 腰大肌

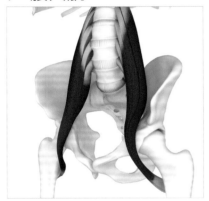

▶ 髂肌

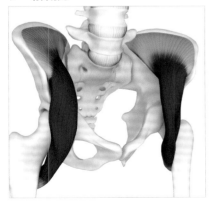

髂腰肌又稱腰肌群,實際上是由2塊大肌肉組成的:腰大肌和髂肌。腰大肌起端在下背,髂肌起端在骨盆內側。2塊肌肉相結合,匯成一條肌腱,附著在近端股骨內側。

因此,髂腰肌屬多關節肌。跨越(並移動)不止一個關節。髂腰肌從骨盆前緣彎曲而下,到達股骨,產生像滑輪一般的作用。因此,髂腰肌可以像滑輪系統一樣,收縮時,產生加倍的力量。因此,髂腰肌會以耦合的形式移動下背、骨盆、髖關節的骨骼。這表示,髂腰肌收縮時,可以做到多關節組合動作。

我們是在嬰幼時期學習坐立、行走時首次意識到髂腰肌的存在。髂腰肌一旦開始運作,就會很活躍地參與站立、行走這些動作。雖然我們一直使用髂腰肌,但很快就忘記髂腰肌的存在了。(試想每走一步都要想一下!)。

練習哈達瑜伽,可以重新喚醒我們對這塊重要大肌肉的覺知。一旦喚醒了,就可以有意識地收縮或放鬆髂腰肌,轉化並深化你的體式練習。

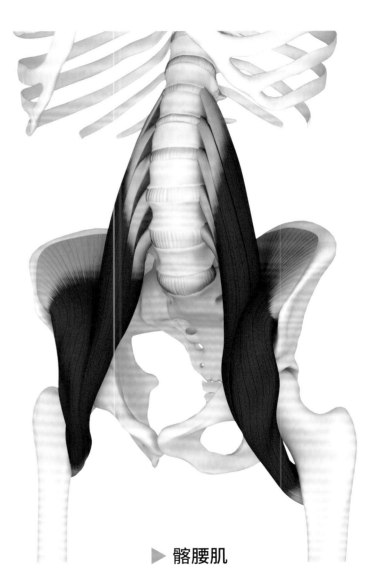

▶ 髂腰肌

髂腰肌的起止端、神經分布和脈輪

▶ 起端

1）腰大肌：第1-5節腰椎的橫突、椎間盤和椎體；第12節胸椎。

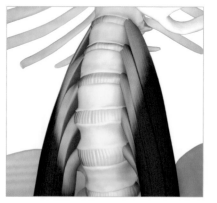

2）髂肌：髂骨內面上方⅔處，往上延伸到髂嵴內唇和薦髂關節前部。

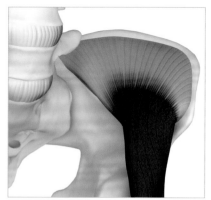

▶ 止端

近端股骨小轉子（較小的圓形突起）。

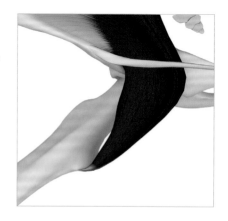

▶ 神經分布和脈輪

神經分布：第1-4腰神經。

脈輪：圖中黃色光亮處的第2脈輪。

收縮和拉長髂腰肌可以開啟第2脈輪的能量。這是因為髂腰肌的起端、止端、肌肉本身以及肌肉周遭皮膚的感覺神經受到刺激所致。

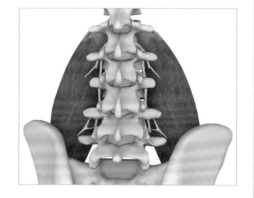

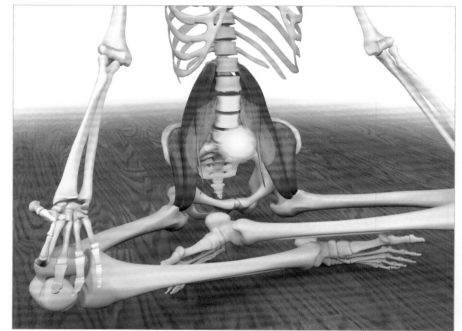

髂腰肌的拮抗肌和協同肌

▶ 拮抗肌

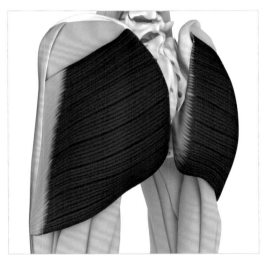

臀大肌：伸張臀部和軀幹，拉長和伸展髂腰肌，尤其做後彎動作時。

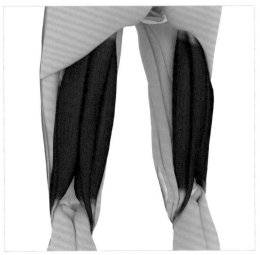

大腿後側肌肉群：剛進入後彎動作時，負責將髖關節伸張開來。做弓箭步時，可以利用另一腿的大腿後側肌肉群，將髂腰肌帶入更深的伸展。

▶ 協同肌

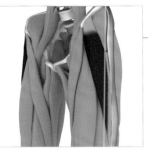

闊筋膜張肌：協助髂腰肌微調髖屈動作。

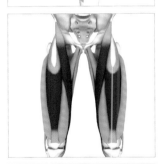

縫匠肌：協助髂腰肌微調髖屈和髖關節外旋的動作。

股直肌：協助髂腰肌微調髖屈動作；然而做後彎動作時，股直肌可藉由伸直膝關節，來協助臀大肌加強髂腰肌的伸展。

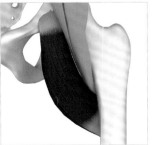

恥骨肌：協助髂腰肌微調髖屈動作，並提供內收動作元素，以穩定髖關節（也能平衡縫匠肌的外展動作）。

協同作用

從圖中勇士二式可以看出闊筋膜張肌、縫匠肌、股直肌、恥骨肌作為腰肌群的協同肌。而從後腿的髖部，則可以看出臀大肌和大腿後側肌群是腰肌的拮抗肌。

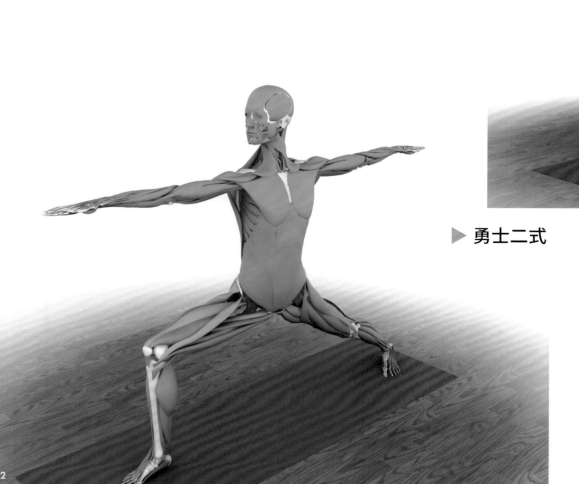

▶ **勇士二式**

協同作用

請看圖中單腿反杖式撐在地面那隻腳，臀大肌和大腿後側肌群啟動後，可以把腰肌伸展開來，而腰肌發揮協同作用。接著看舉在半空中那隻腿，髖屈動作顯示闊筋膜張肌、縫匠肌、股直肌、恥骨肌是腰肌的協同肌。

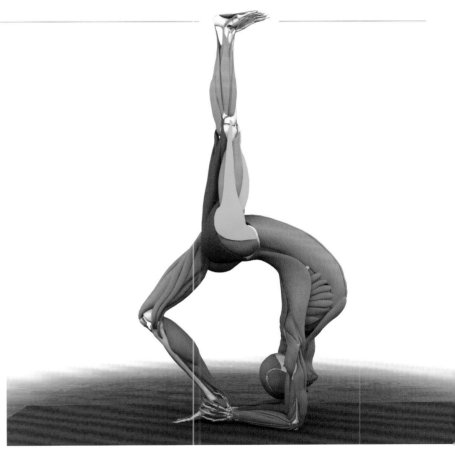

▶ 單腿反杖式

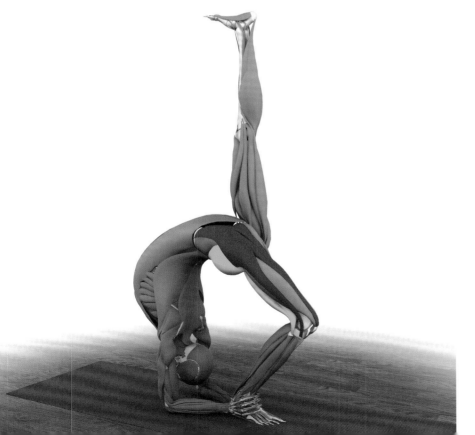

髂腰肌的行動和喚醒

▶ 行動

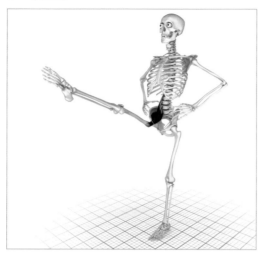

開放鏈

（肌肉起端固定，止端移動）

髖屈且讓股骨外旋，如手抓腳趾單腿站立伸展四式。

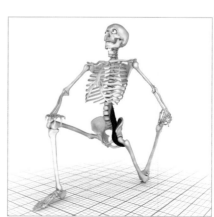

閉鎖鏈

（肌肉止端固定，起端移動）

屈曲軀幹，骨盆前傾，挺直並支撐腰椎，如勇士二式。

▶ 喚醒

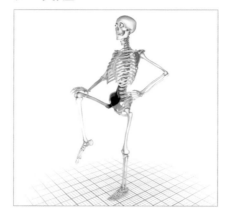

髖屈的開放鏈等長阻力。

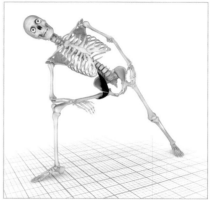

軀幹彎曲的閉鎖鏈等長阻力。

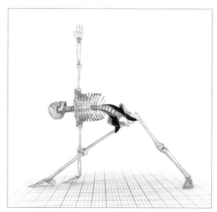

站姿的向心收縮。

弓箭步的離心收縮。

髂腰肌的收縮和伸展

▶ 收縮

三角式是收縮腰大肌最理想的方式。做三角式時收縮腰大肌,會造成骨盆前傾。

骨盆一前傾,大腿後側肌群的起端(坐骨結節)會往上提,遠離止端(小腿),加強大腿後側肌群的伸展。

三角式的其他扭轉變化式則優先收縮髂肌,徹底喚醒髂肌。

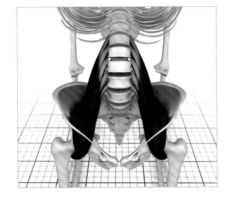

▶ 伸展

練習駱駝式,我們要收縮含臀大肌在內的髖伸肌群和軀幹伸張肌群,來伸展髂腰肌。如果再收縮股四頭肌(包括股直肌,股直肌呈離心收縮),伸展效果會更明顯。

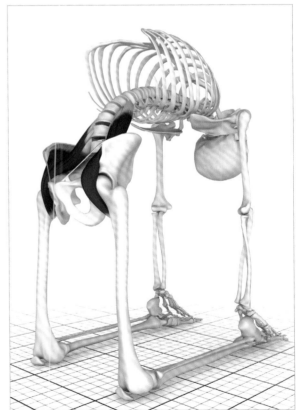

Chapter2
臀大肌
Gluteus Maximus

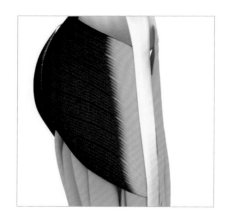

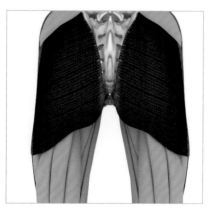

臀大肌是骨盆外側4塊肌肉當中，最大、也最靠後面的一塊肌肉。它是一塊肌肉，分為2個止端：一個位於近端股骨外側，一個附著於大腿外側名為髂脛束的帶狀構造上。臀大肌收縮，會讓髖關節伸張開來、股骨外旋轉。附在髂脛束上的纖維會繃緊臀大肌，協助移動膝關節。臀大肌既是單關節肌肉，也是多關節肌肉。如果臀大肌太緊，練加強前屈伸展式時，就很難從髖關節處往前彎。

人在站立、行走時，就跟髂腰肌的情形一樣，不會察覺臀大肌正在運作。幸好，很多重要瑜伽體式都能喚醒臀大肌，包括站姿、後彎和前彎。臀大肌緊繃會限縮前彎，臀大肌無力則限縮後彎動作。

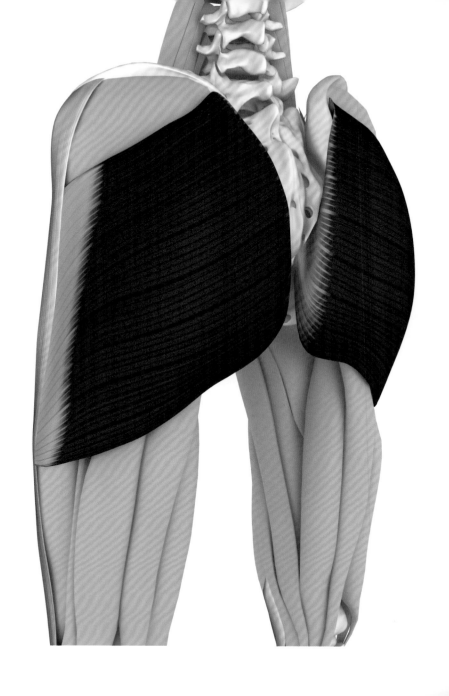

臀大肌的起止端、神經分布和脈輪

▶ 起端

髂骨翼後側外緣、薦骨和尾骨後表面，以及背部豎脊肌腱膜。

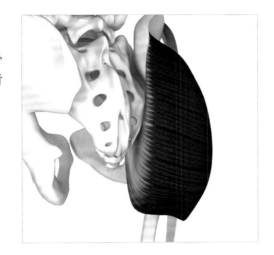

▶ 止端

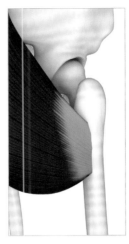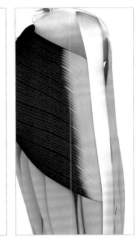

1）近端股骨外側表面的臀肌粗隆，就在股骨大轉子下方。

2）**髂脛束**：止於近端脛骨前側的脛骨外側結節（又稱歌弟結節〔Gerdy's tubercle〕）。

▶ 神經分布和脈輪

神經分布：臀下神經（第5腰椎神經和第1-2薦椎神經）。

脈輪：圖中紅色光亮處的第1脈輪。

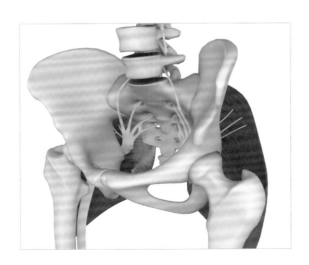

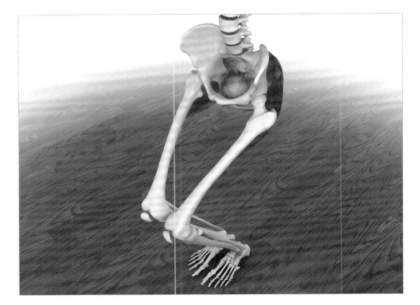

臀大肌的協同肌和拮抗肌

▶ 協同肌

半膜肌、半腱肌、股二頭肌、腰方肌和內收大肌。

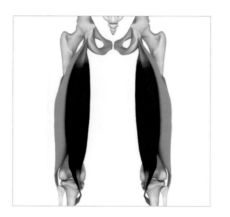

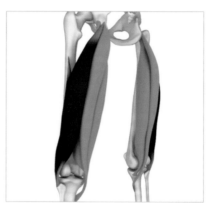

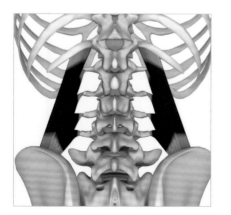

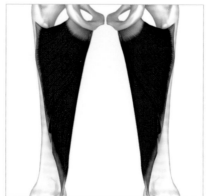

▶ 拮抗肌

髂腰肌、股直肌和恥骨肌。

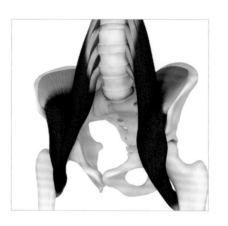

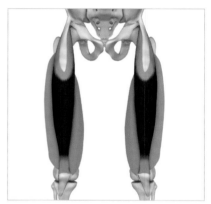

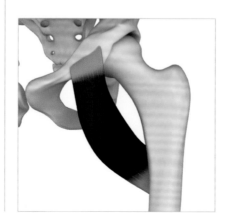

臀大肌的行動和喚醒

▶ 行動

伸張和外旋髖關節。上肌纖維幫助大腿外展。（經由髂脛束）
協助已經伸直的膝關節完全穩定。

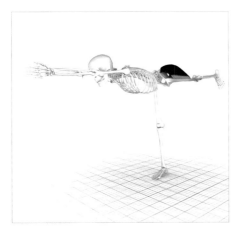

開放鏈收縮可讓髖關節伸張並
外旋。

練習勇士三式時，收緊臀大肌
可以抬起並外旋後腿。止於髂
脛束的纖維也有助於穩定伸直
的膝關節。

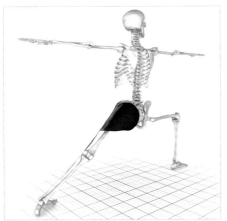

在勇士二式，收縮閉鎖鏈可以
伸張軀幹。

▶ 喚醒

在仰臥手抓腳趾伸展式，可以讓臀大肌
離心收縮，進而伸展並強化臀大肌。

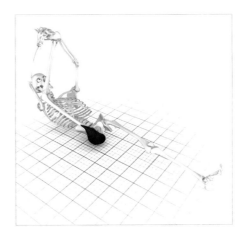

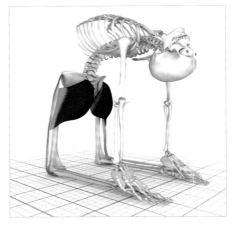

在駱駝式，臀大肌閉鎖鏈收縮
可以伸張軀幹。

臀大肌的收縮和伸展

▶ 收縮

東方延展式：臀大肌在此是收縮狀態。臀中肌（前肌纖維）、闊筋膜張肌、內收肌群收縮，會抵消臀大肌外旋。（大趾球往下壓會加強此一效果）。

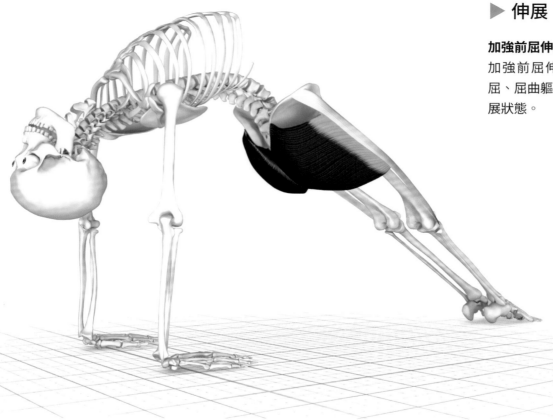

▶ 伸展

加強前屈伸展式：臀大肌在加強前屈伸展式和其他髖屈、屈曲軀幹的體式都是伸展狀態。

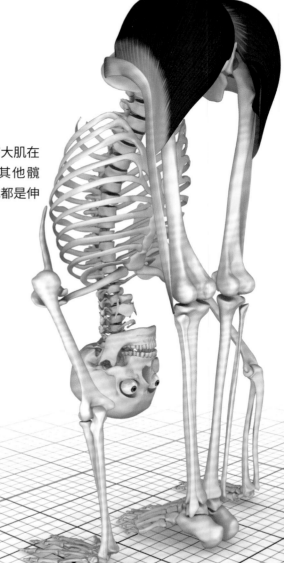

Chapter3
臀中肌
Gluteus Medius

臀中肌是塊扇形肌肉，中等大小，位於臀大肌的前方，有部分肌肉為臀大肌所覆蓋。臀中肌止於股骨大轉子尖端處；股骨大轉子位於近端股骨，有肌肉附著其上。臀中肌之下則是臀小肌。

肌肉纖維的方向和位置決定收縮時產生的動作。前肌纖維使股骨內旋，中肌纖維讓股骨外展。股骨固定在原位時，好比說做單腿站姿，臀中肌收縮可使骨盆傾斜，保持身體平衡。

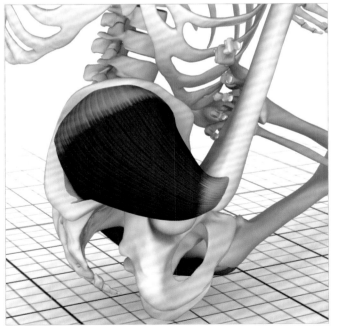

當我們在站立和行走時，臀中肌時時刻刻都在運作，且能平衡骨盆，但我們很少意識到臀中肌的存在。做後彎體式時收縮臀中肌，有助於抵消臀大肌收縮時導致股骨外旋的情況。

臀中肌緊繃，就難以做到股骨在髖關節處大幅度外旋的動作（如蓮花式）。臀中肌力量不足，做單腿站立的能力也會受限。

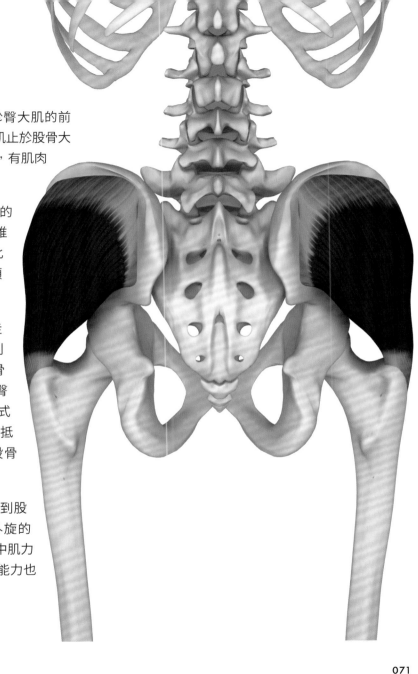

臀中肌的起端和止端

▶ 起端

髂骨外表面，就在髂嵴的下方，臀大肌起端的前面。

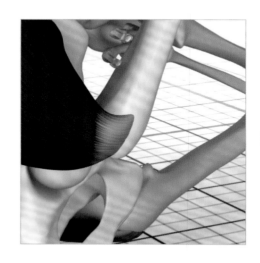

▶ 止端

近端股骨大轉子的表層。

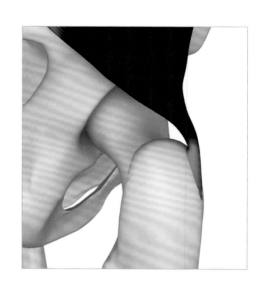

▶ 臀小肌

這張臀中肌透視圖清楚顯示臀小肌的位置，臀小肌的功能與臀中肌類似。

▶ 臀小肌起端

起於髂骨外表面，就在臀中肌起端的前面和下方。

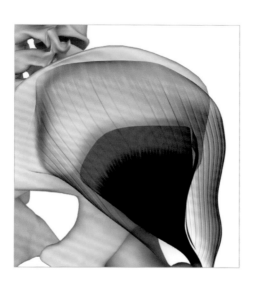

▶ 臀小肌止端

止於股骨大轉子的前部。

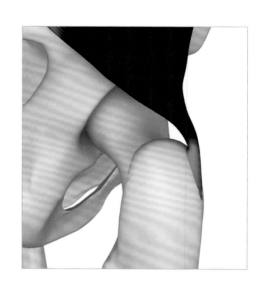

臀中肌的協同肌、拮抗肌、神經分布和脈輪

▶ 協同肌

臀小肌、闊筋膜張肌和梨狀肌。

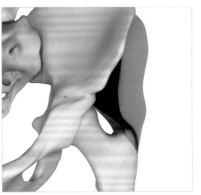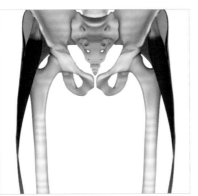

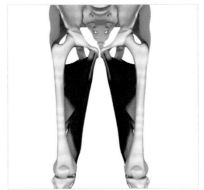

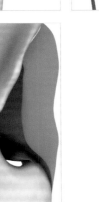

▶ 拮抗肌

內收肌群和股四頭肌。

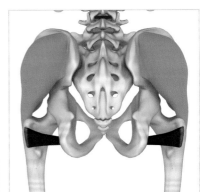

▶ 神經分布和脈輪

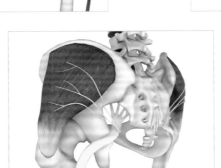

神經分布：臀上神經（第4-5腰椎神經和第1薦椎神經）。

脈輪：圖中紅色光亮處的第1脈輪。

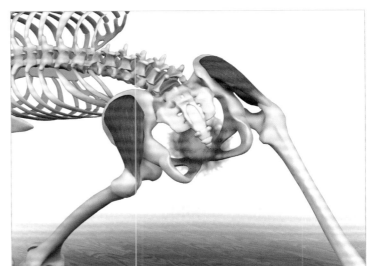

臀中肌的行動和喚醒

▶ 行動

髖關節外展、內旋。行走時穩定骨盆。後肌纖維發揮作用時，大腿會產生外旋的動作。

做頭碰膝前屈伸展坐式時，彎曲腿那側的臀中肌會收縮，讓彎曲腿外展。前肌纖維也會使大腿產生內旋的動作，以保護膝蓋。

做半月式時，上舉腿那側的臀中肌收縮，讓腿外展並抬高。

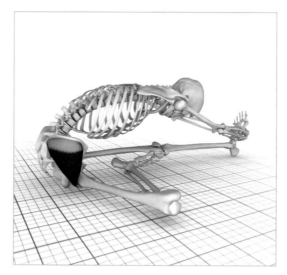

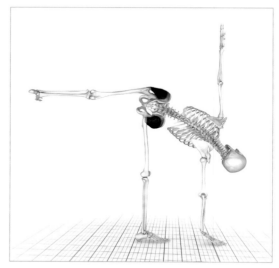

▶ 喚醒

做聖哲馬里奇四式時，收縮臀中肌，以加強扭轉。利用等長收縮來喚醒臀中肌。

在反轉三角式，後腿的臀中肌要收縮，讓股骨旋轉，以加強軀幹的扭轉。

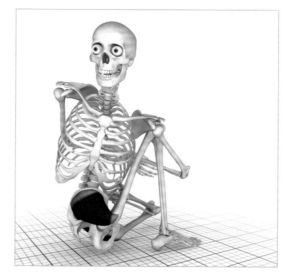

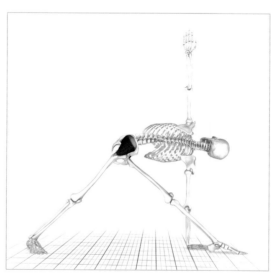

臀中肌的收縮和伸展

▶ 收縮

上弓式：臀中肌前肌纖維收縮，髖關節內旋，釋放因爲臀大肌（伸張髖關節）收縮而在薦髂關節處所形成的壓力。

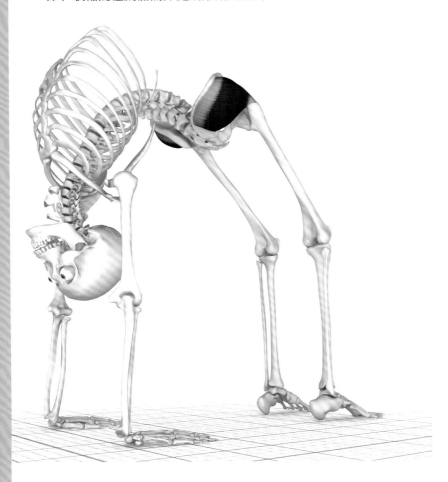

▶ 伸展

馬面式：髖關節外旋，會讓臀中肌伸展開來，特別是前肌纖維。凡是帶有蓮花式動作元素的體式，也就是髖外旋的體式，都能達到伸展臀中肌的效果。

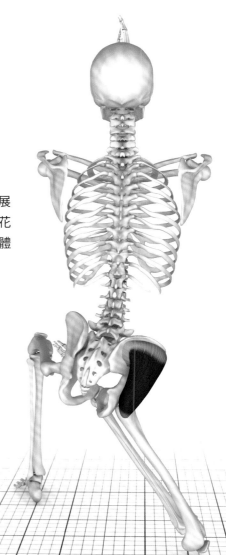

Chapter4
闊筋膜張肌
Tensor Fascia Lata

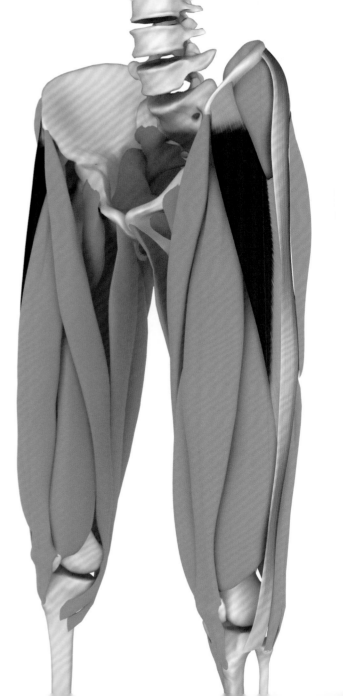

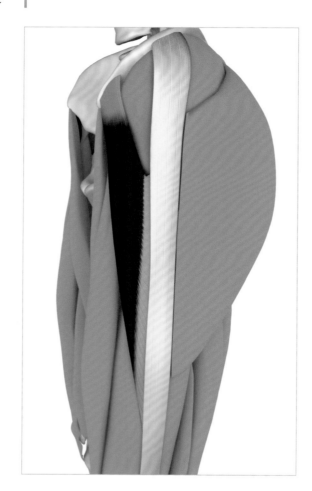

闊筋膜張肌屬多關節肌肉，小小一塊，始於臀中肌前方的髂嵴，可協助臀中肌從髖關節處內旋股骨。止於髂脛束，止端的肌肉纖維也會和臀大肌前肌纖維合作，一起將膝關節伸直。

闊筋膜張肌緊繃，會限縮股骨外旋的動作，如蓮花式。

闊筋膜張肌的起止端、神經分布和脈輪

▶ 神經分布和脈輪

神經分布：臀上神經（第4-5腰神經和第1薦骨神經）。

脈輪：圖中紅色光亮處的第1脈輪。

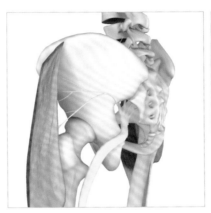

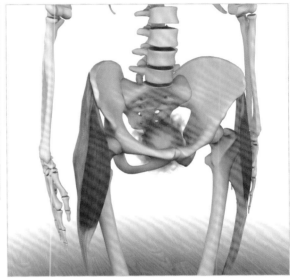

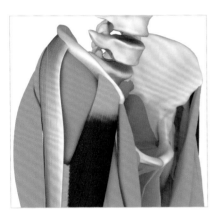

▶ 起端

始於髂嵴外側的前半部和髂前上棘。

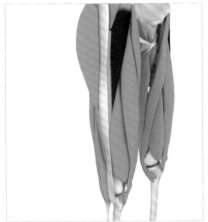

▶ 止端

止於髂脛束（從髂脛束到近端脛骨前外側）。

闊筋膜張肌的拮抗肌和協同肌

▶ 拮抗肌

大腿後側肌群、內收肌群和臀大肌（位於股骨的止端）。

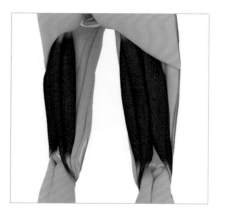

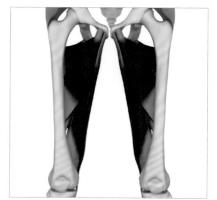

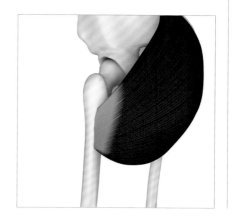

▶ 協同肌

股四頭肌、髂腰肌、臀大肌前部（位在髂脛束的止端），以及臀中肌。

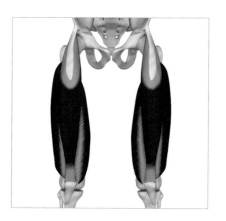

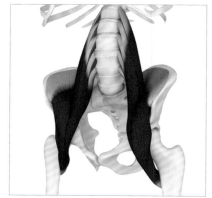

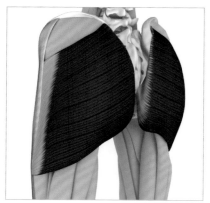

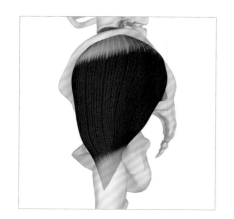

闊筋膜張肌的行動和喚醒

▶ 行動

髖屈，內旋並外展髖關節。站立時，讓股骨穩定在脛骨之上。

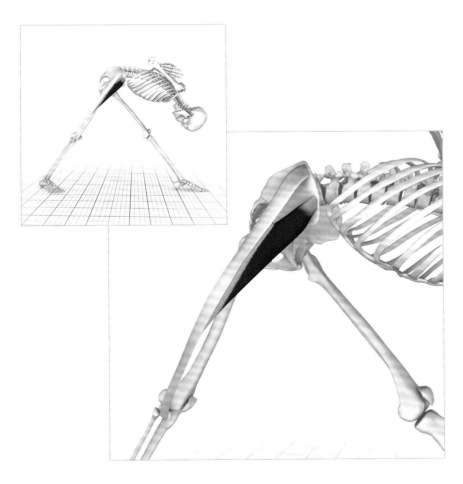

▶ 喚醒

在加強側伸展式和上弓式，闊筋膜張肌呈開放鏈收縮，可以把大腿向內轉，將膝關節伸直。

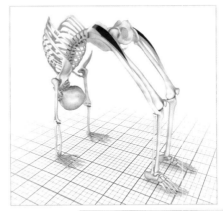

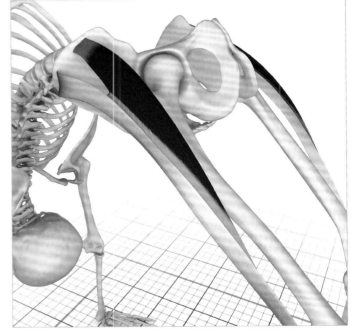

闊筋膜張肌的伸展和收縮

▶ 伸展

在蓮花式，闊筋膜張肌是伸展狀態。離心收縮可以讓闊筋膜張肌伸展得更到位，有利這塊肌肉的鍛鍊。

▶ 收縮

在半月式，收縮闊筋膜張肌能穩定上舉腿。

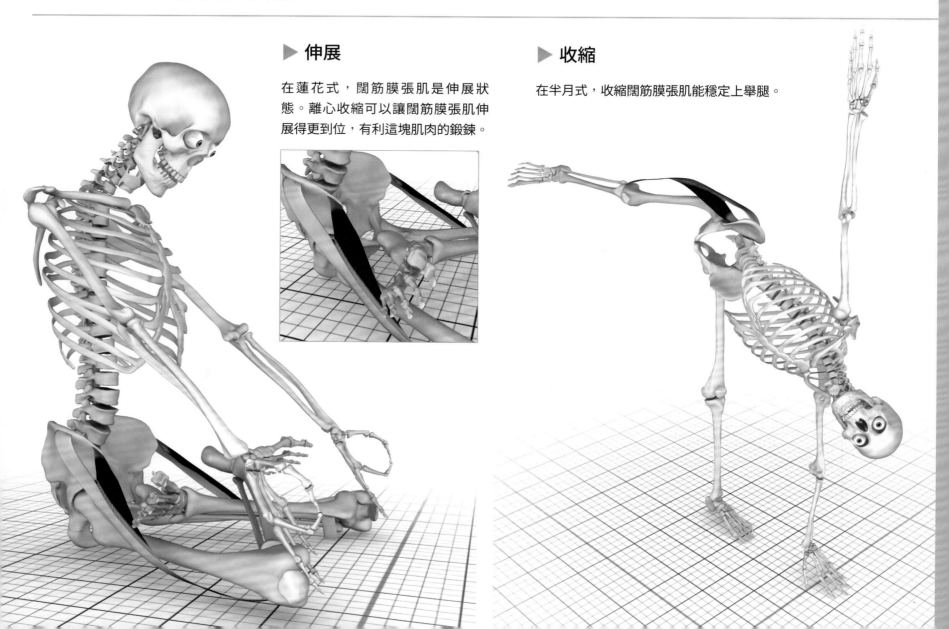

Chapter5a
恥骨肌
Pectineus

恥骨肌是內收肌群之中離身體中線比較近的肌肉。這塊矩形的扁平肌肉，始於骨盆帶前部，止於近端股骨內側。恥骨肌屬單關節肌。

恥骨肌緊繃會限制束角式這類體式的深度。恥骨肌肌力不足，牛面二式就難以做到位。

收縮恥骨肌可加強根鎖（Mula Bandha，參見第222頁）的效果。

覺察恥骨肌可以喚醒鄰近的內收肌群，也就是短肌和長肌。

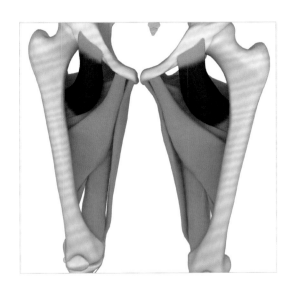

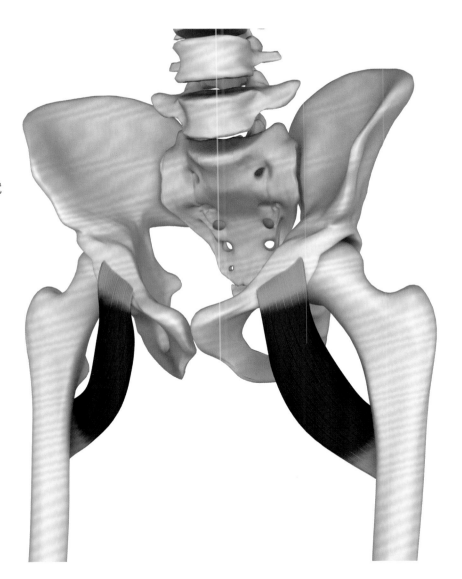

恥骨肌的起止端、神經分布和脈輪

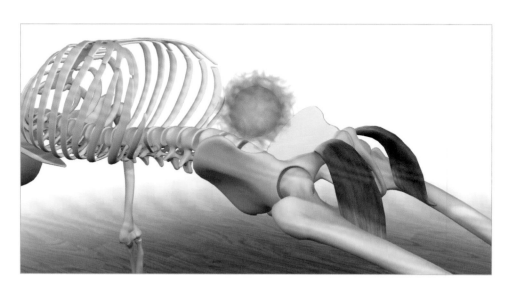

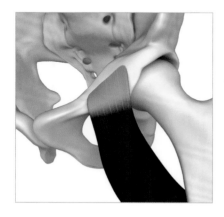

▶ 起端

髂恥骨支的恥骨梳，恥骨聯合外側。

（前視圖）

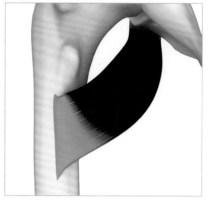

▶ 止端

從股骨小轉子伸張至股骨近端內側的粗線。

（後視圖）

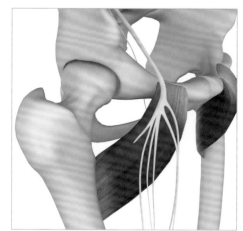

▶ 神經分布和脈輪

神經分布：股神經（第3-4腰椎神經）、閉孔神經（第2-4腰椎神經）。

脈輪：圖中黃色光亮處的第2脈輪。

恥骨肌的拮抗肌和協同肌

▶ 拮抗肌

臀中肌、臀小肌、闊筋膜張肌和梨狀肌。

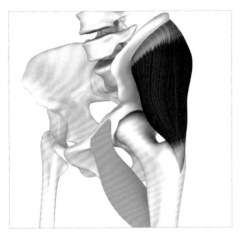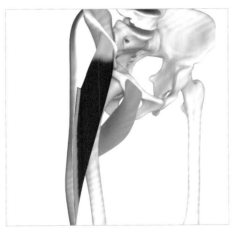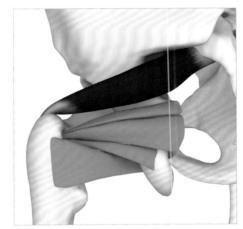

▶ 協同肌

內收肌群、髂腰肌和
股方肌。

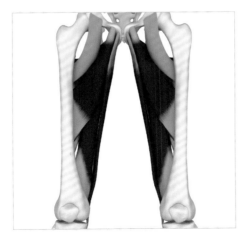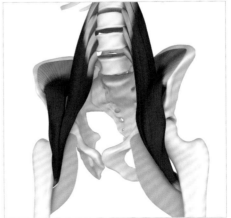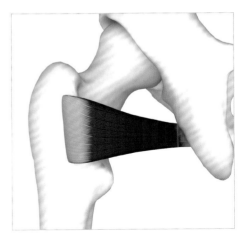

恥骨肌的行動和喚醒

▶ 行動

髖屈，內收和內旋。

在扭轉頭立式，恥骨肌收縮，帶動兩隻股骨內收，並協助髂腰肌讓前腿那側呈髖屈。反轉三角式也是一樣的運作原理。

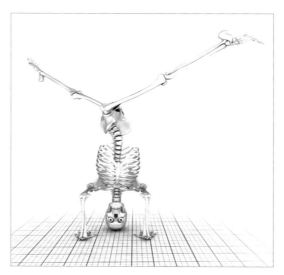
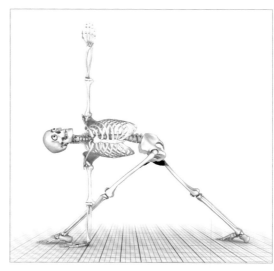

▶ 喚醒

用束角式喚醒恥骨肌再理想不過了。等長收縮、離心收縮可以強化此體式。

在加強側伸展式，前腿恥骨肌閉鎖鏈收縮會把骨盆（和軀幹）往前拉。

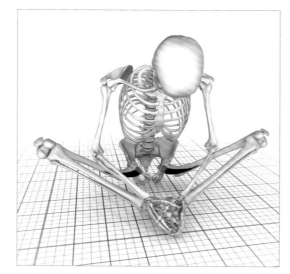
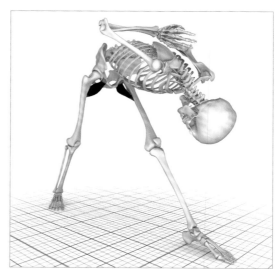

恥骨肌的伸展和收縮

▶ 伸展

束角式：身體挺直時，
可以充分伸展恥骨肌。

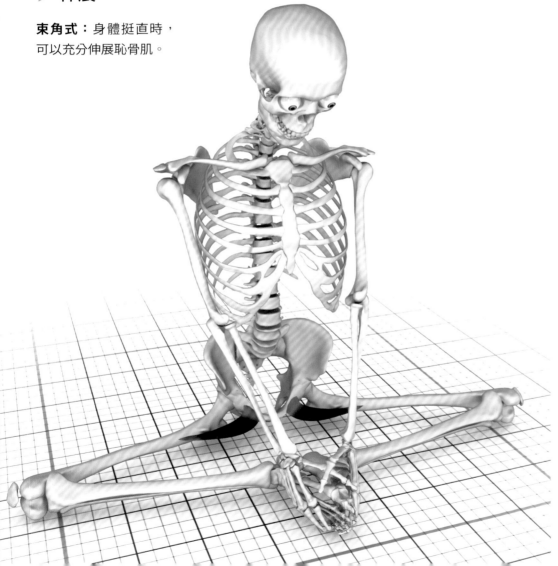

▶ 收縮

烏鴉式：練習烏鴉式，可以靠收縮內收肌群，
讓體式更穩定。

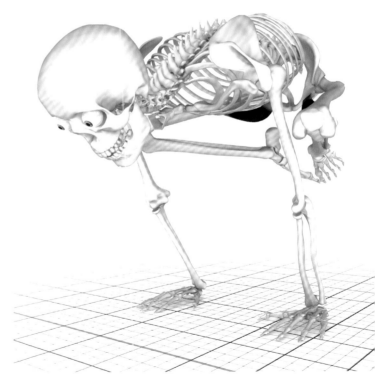

Chapter5b
內收大肌
Adductor Magnus

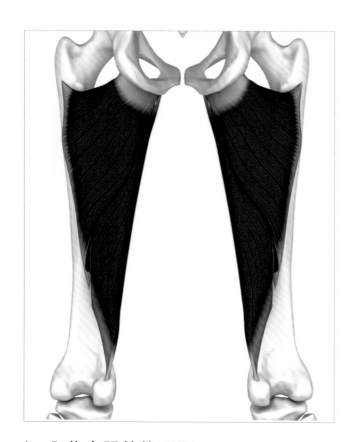

▶ 內收大肌的後視圖

內收大肌是內收肌群當中最大也位在最後面的一塊肌肉。內收大肌始自骨盆背面，止端則附著在整根股骨內側。內收大肌靠遠端處有個洞或「裂隙」，目的是為了讓股骨血管通過。

其後部位置意味著它具有內收和向後伸張大腿的功能。內收大肌是臀大肌的協同肌，可以協助臀大肌做出像上弓式這樣的後彎體式。內收大肌緊繃，做前劈這類動作會受限。肌力不足，烏鴉式就很難做得好。收縮內收大肌，根鎖做起來會更有力。

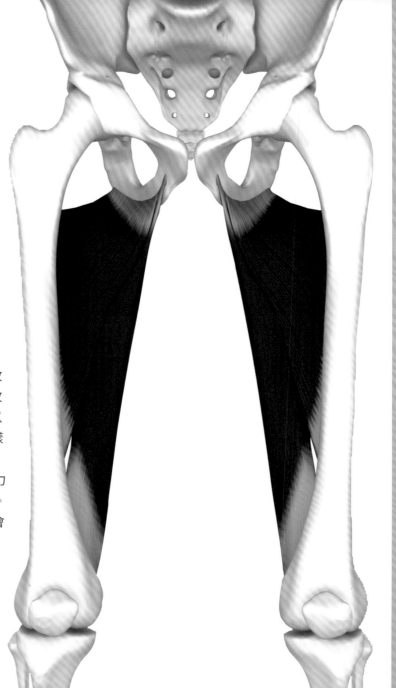

內收大肌的起止端、神經分布和脈輪

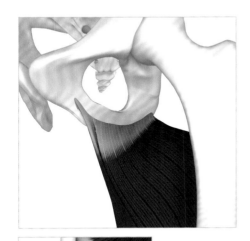

▶ 起端

前區：坐恥骨支。

後區：坐骨結節。

▶ 止端

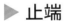

前區：股骨⅓中間處背面的股骨粗線。

後區：遠端股骨內側的內上髁，就在膝關節的上方。

▶ 神經分布和脈輪

神經分布──前肌纖維：閉孔神經（第2-4腰椎神經）。

神經分布──後肌纖維：坐骨神經的脛骨部分（第3-5腰椎神經）。

脈輪：圖中紅色光亮處的第1脈輪上部，和黃色光亮處的第2脈輪下部。

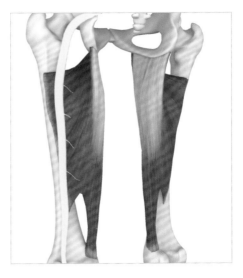

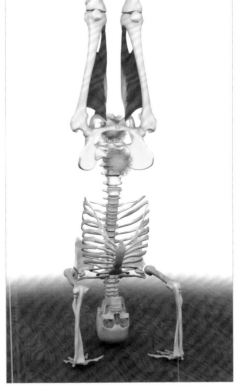

內收大肌的拮抗肌和協同肌

▶ 拮抗肌

臀中肌、臀小肌、闊筋膜張肌和梨狀肌。

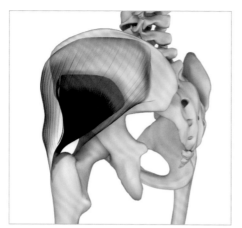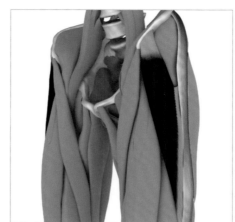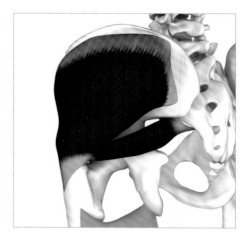

▶ 協同肌

內收肌群和股方肌。

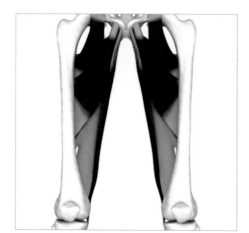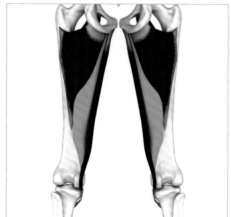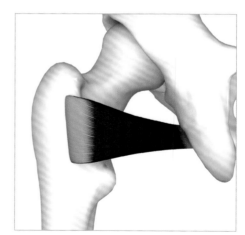

內收大肌的行動和喚醒

▶ 行動

髖關節內收，後肌纖維伸張，外旋髖關節。

做側烏鴉式，收縮內收大肌，大腿夾緊。

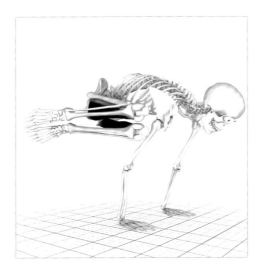

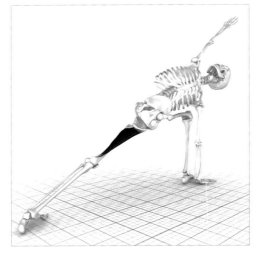

在扭轉側角式，後腳內收大肌收縮，以協助臀大肌將該側的髖關節伸張開來，並讓後腳向外轉（外旋）。

▶ 喚醒

在坐角式，我們藉著股骨（雙腿）外展和髖屈的動作，來伸展並鍛鍊內收大肌。

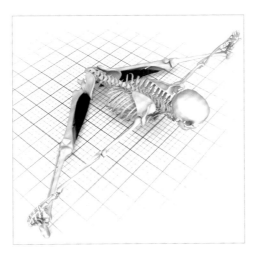

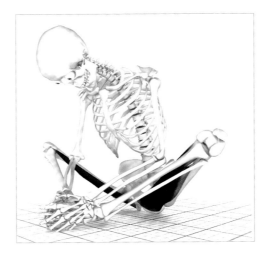

練習束角式則是藉著等長離心收縮，來伸展、鍛鍊內收肌群。

內收大肌的收縮和伸展

▶ 收縮

在側烏鴉式，為了將下面那隻腿抬高，
強化扭轉，必須收縮內收大肌。

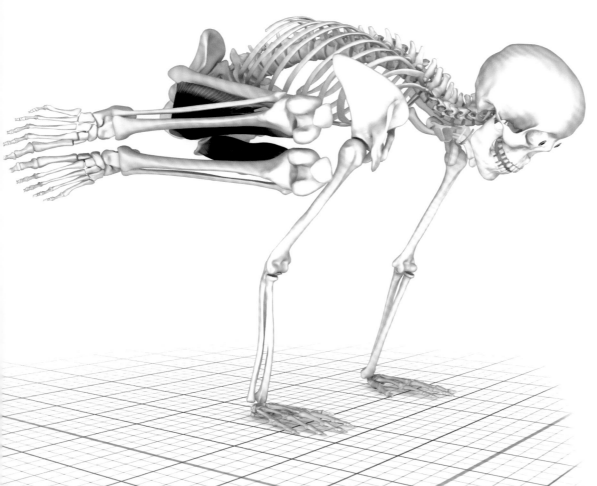

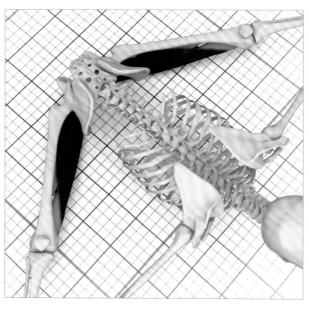

▶ 伸展

在坐角式，內收大肌和整個內收肌群全部伸展開來
（越靠近遠端、比較偏後側的纖維伸展尤其深）。

內收大肌的各個肌群

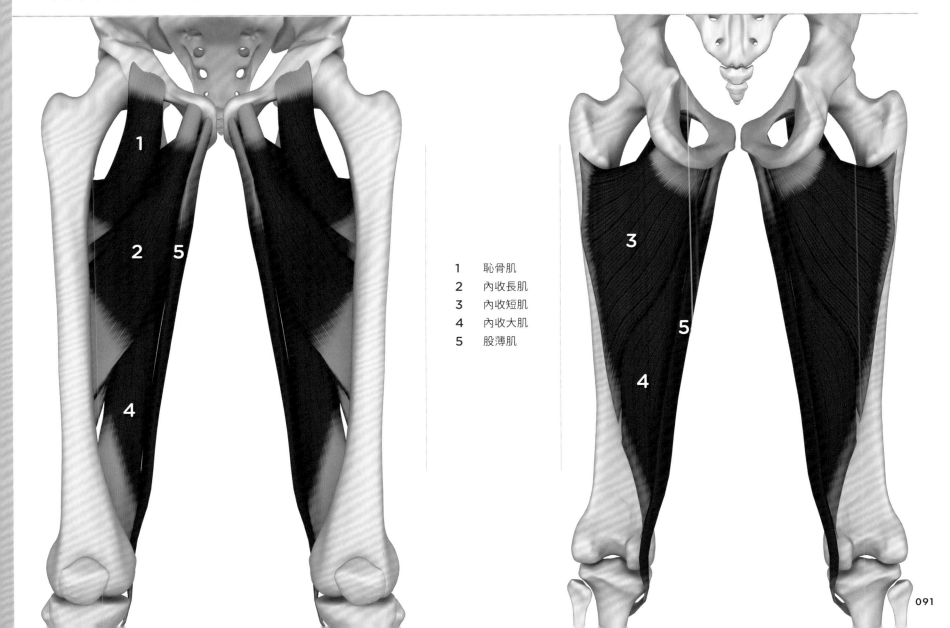

1   恥骨肌
2   內收長肌
3   內收短肌
4   內收大肌
5   股薄肌

內收肌群

做束角式或至善坐等坐姿體式時，內收肌群如果緊繃，膝蓋會翹高。膝蓋翹高表示重心高，要維持坐姿平衡身體會更費勁。降低膝蓋高度才更容易保持坐姿平衡。因此，消除內收肌群緊繃，才有辦法降低膝蓋。

下圖示範內收肌群輔助伸展法。首先進入束角式，腳掌對腳掌貼合，雙腿向外打開（外展），接著，併攏（內收）雙腿的同時，手肘又要抵住雙腿內側。讓內收肌群處在等長收縮的狀態，停留片刻以後，膝蓋下沉，將內收肌群拉長。

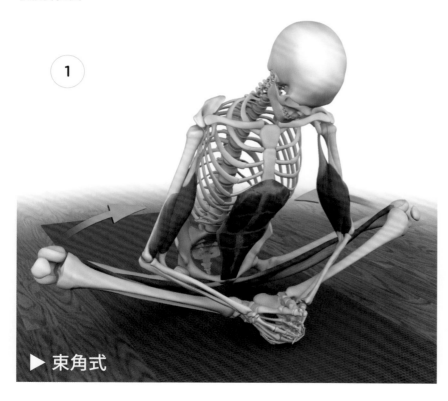

▶ 束角式

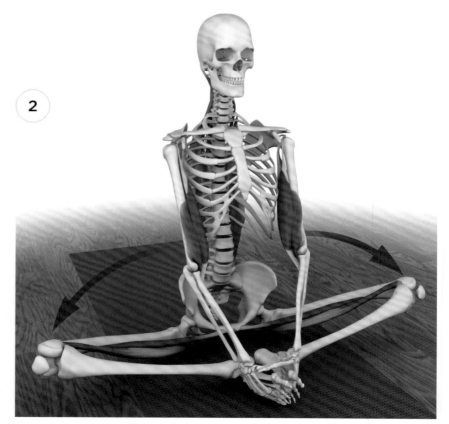

Chapter6
外旋肌群
External Rotators

梨狀肌
股方肌

▶ 梨狀肌

梨狀肌呈金字塔形，起自於骨盆內側薦骨處。繞過髂骨，止於股骨大轉子的頂端。

此一構造會產生近似滑輪的效果，使梨狀肌的力量倍增，這和髂腰肌從骨盆前面蜿蜒而下的情況非常相似。坐骨神經從梨狀肌後面穿過，梨狀肌緊繃或發炎會壓迫坐骨神經，這種現象稱為「梨狀肌症候群」。梨狀肌作用方式分

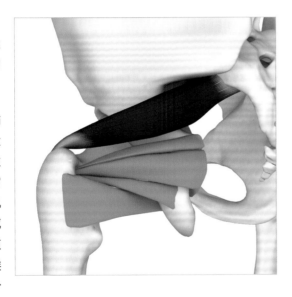

成開放鏈收縮和閉鎖鏈收縮。起端（薦骨）固定時，收縮梨狀肌可以產生股骨外旋和內收的動作。股骨固定時，收縮梨狀肌則使骨盆向後傾斜。梨狀肌如果緊繃，做某些坐姿扭轉體式和站姿扭轉體式時，大腿內旋幅度會受限。

▶ 股方肌

股方肌是外旋肌群當中離身體中線最遠的一塊肌肉。呈矩形，起自坐骨結節上方，止於近端股骨大轉子。股方肌可以協助梨狀肌，將股骨向外轉（外旋）。但股方肌又是股骨的內收肌，與梨狀肌外展股骨的能力相抗衡。兩塊肌肉一起收縮可以合力將大腿向外轉。

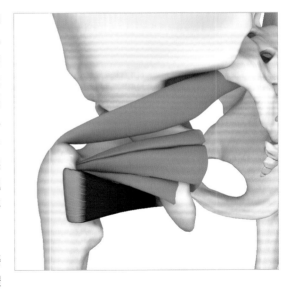

股方肌緊繃，做某些坐姿扭轉體式、站姿扭轉體式，股骨內旋幅度會受限。股方肌收縮會增強其他坐姿扭轉和非扭轉站姿體式的效果。鍛鍊梨狀肌和股方肌會讓人意識到附近另外幾條股骨外旋肌的存在，也就是孖肌和閉孔肌。

外旋肌群的起止端、神經分布和脈輪

▶ 梨狀肌的起端

薦骨的內側表面和薦椎結節韌帶。

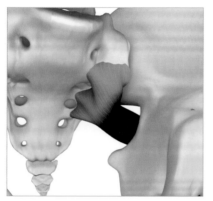

▶ 股方肌的起端

坐骨結節側邊表面上。

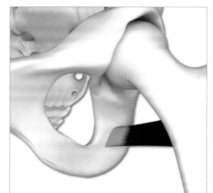

▶ 神經分布和脈輪

神經分布——梨狀肌：第1-2
薦骨神經。

神經分布——股方肌：第4-5
腰神經和第1薦骨神經。

脈輪：圖中紅色光亮處的第1
脈輪。

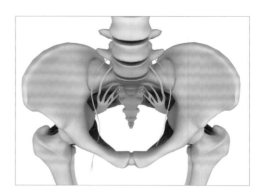

▶ 止端

梨狀肌：股骨大轉子頂端。

股方肌：股骨後側表面，股骨大轉
子等高的位置。

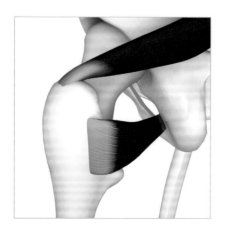

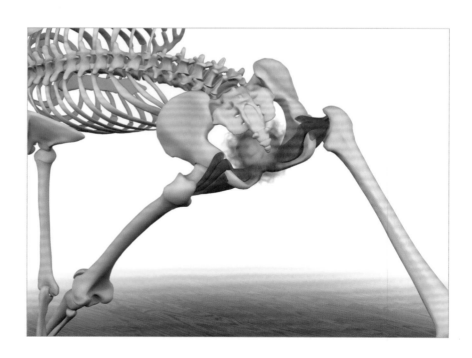

外旋肌群的拮抗肌和協同肌

▶ 梨狀肌的拮抗肌

內收肌群和臀中肌（前肌纖維）。

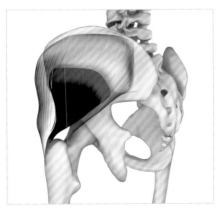
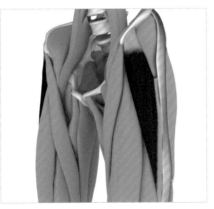

▶ 梨狀肌的協同肌

臀中肌（側肌纖維和後肌纖維）、臀小肌和闊筋膜張肌。

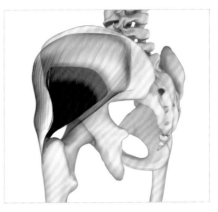
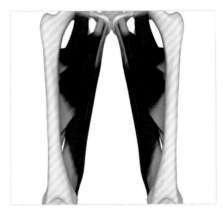

▶ 股方肌的拮抗肌

臀中肌（前肌纖維）、臀小肌和闊筋膜張肌。

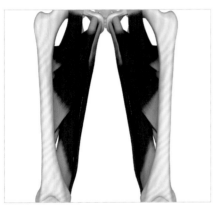
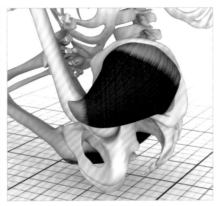

▶ 股方肌的協同肌

內收肌群。

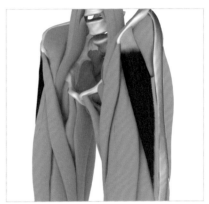
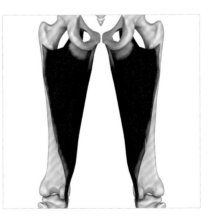

外旋肌群的行動和喚醒

▶ 行動

梨狀肌會讓髖關節的股骨外旋、外展。股方肌則讓髖關節的股骨外旋、內收。

梨狀肌處在閉鎖鏈收縮時,骨盆會後傾盤坐,也就是所謂的蓮花式,這2條外旋肌會將髖關節的股骨向外轉。

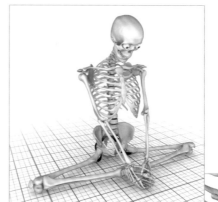

▶ 喚醒

收縮這2條外旋肌,可以加深束角式的動作。

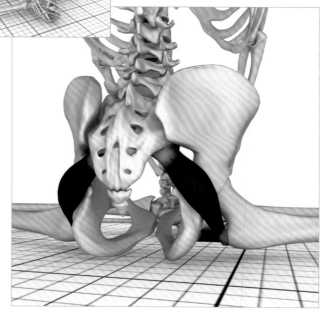

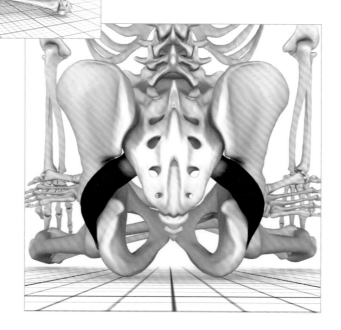

外旋肌群的收縮和伸展

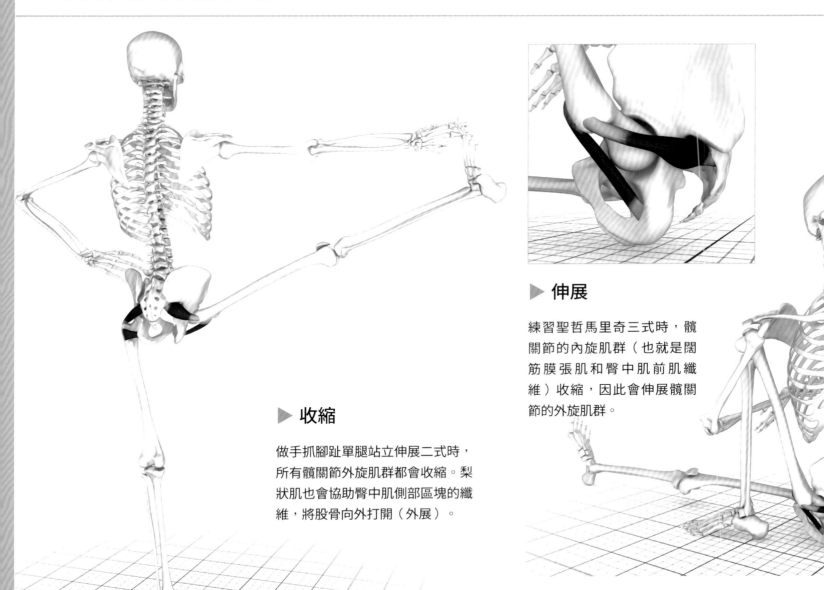

▶ 收縮

做手抓腳趾單腿站立伸展二式時，所有髖關節外旋肌群都會收縮。梨狀肌也會協助臀中肌側部區塊的纖維，將股骨向外打開（外展）。

▶ 伸展

練習聖哲馬里奇三式時，髖關節的內旋肌群（也就是闊筋膜張肌和臀中肌前肌纖維）收縮，因此會伸展髖關節的外旋肌群。

Chapter7
股四頭肌
Quadriceps

股直肌
股中間肌
股內側肌
股外側肌

股四頭肌位在大腿前側，原文quadriceps源自拉丁語，顧名思義，就是有「四個頭」。股四頭肌內含4條肌肉，最後匯成股四頭肌肌腱，收在髕骨（膝蓋骨）處。髕腱是股四頭肌肌腱的延續，止端收在近端脛骨前側。髕骨是塊「籽骨」。也就是嵌入肌腱內部的骨頭。膝關節伸直時，髕骨就成了一個支點，增加股四頭肌收縮的力量。

股直肌很特別，起自骨盆前側的髂前下棘，一直延伸到大腿前側，覆蓋股中間肌，最後和其他3條肌肉匯合，止於髕骨。因此，股直肌屬多關節肌。收縮時產生的力道會同時形成兩種動作：屈髖和伸膝。其他3塊肌肉頭則屬單關節肌，只會產生伸直膝關節的作用。

股四頭肌是我們練習瑜伽時很重要的一塊肌肉。在坐姿或站姿體式，股四頭肌一收縮，會直接伸展大腿後側肌群。練習後彎體式時，股四頭肌收縮，能把膝關節打直，將身體抬起來。

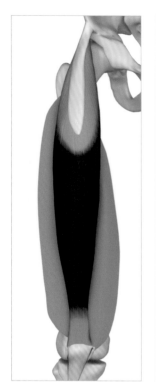

▶ 股直肌

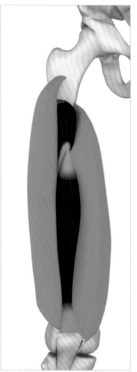

▶ 股中間肌

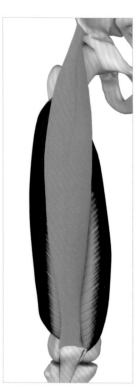

▶ 股外側肌、
股內側肌

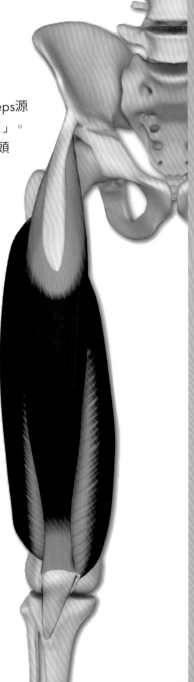

股四頭肌的起端和止端

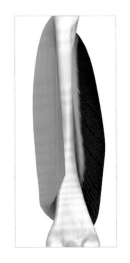

▶ **股內側肌的起端**

近端股骨前側⅔處。

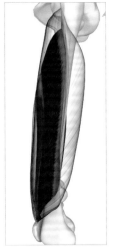

▶ **股中間肌的起端**

近端股骨外側,股骨大轉子那一帶(從股外側肌透視進去)。

▶ **股外側肌的起端**

近端股骨外側,股骨大轉子那一帶。

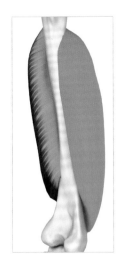

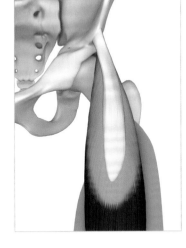

▶ **股直肌的起端**

髂前下棘。

▶ **股四頭肌的止端**

練股四頭肌肌腱:髕骨表層(經由髕骨肌腱連到近端脛骨前側)。

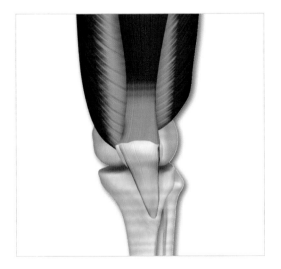

股四頭肌的神經分布和脈輪、協同肌和拮抗肌

▶ 神經分布和脈輪

神經分布：股神經（第2-4腰神經）。

脈輪：圖中黃色光亮處的
第2脈輪。

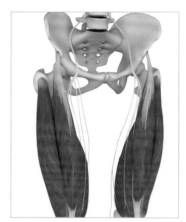

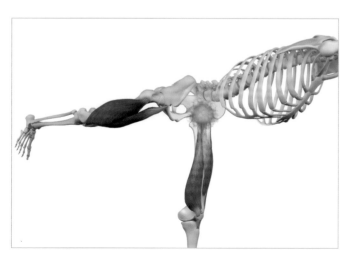

▶ 協同肌

髂腰肌、闊筋膜張肌。

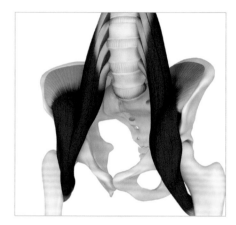

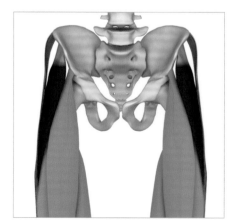

▶ 拮抗肌

大腿後側肌群、腓腸肌、縫匠肌、股薄肌。

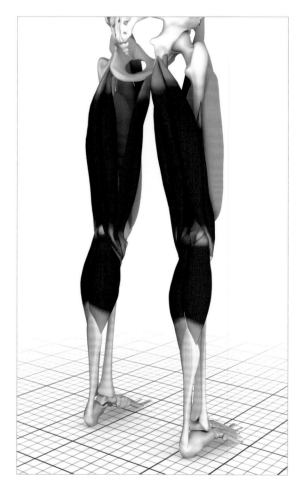

股四頭肌的行動和喚醒

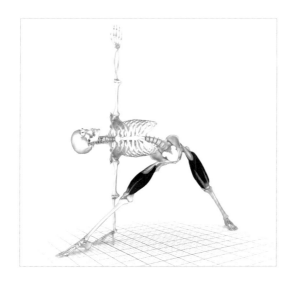

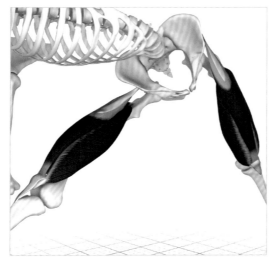

▶ 行動

伸直膝關節。

股直肌也會帶動髖屈，因此做三角式時，收縮股四頭肌，將膝關節伸直，讓髖關節屈曲。

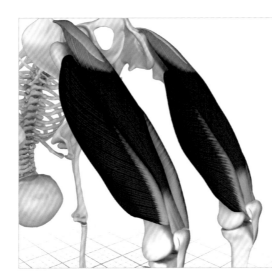

▶ 喚醒

在上弓式，收縮股外側肌、股內側肌、股中間肌，將膝關節打直。股直肌則伸展開來，處於離心收縮的狀態。

股四頭肌的收縮和伸展

▶ 收縮

加強前屈伸展式：股四頭肌收縮，將髕骨往上提，打直膝關節，讓股四頭肌的拮抗肌（大腿後側肌群）伸展開來。

▶ 伸展

半英雄面碰膝加強背部伸展式：在彎曲腿那一側，屈膝動作會徹底伸展股外側肌、股內側肌、股中間肌。而股直肌則因爲髖屈姿勢處於放鬆狀態在伸直腿這側，股四頭肌一收縮，就會把與之對應的大腿後側肌群伸展開來。

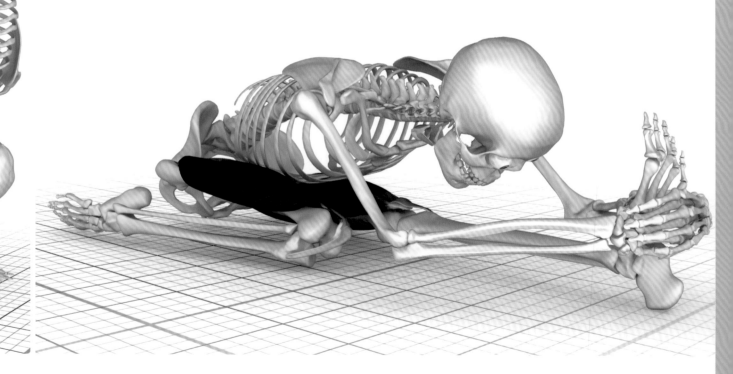

膝關節的生物力學

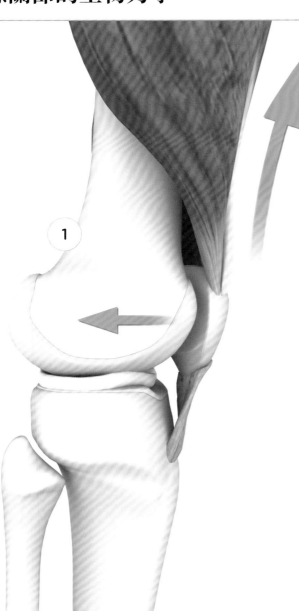

収縮股四頭肌，會把髕骨往上拉，頂住股骨前側，進入股骨髁中間的凹槽。髕骨如果能夠很貼合地滑入髁間溝，站立腳就可以保持穩定。這樣，就可以把髕骨當作支點，伸直膝關節。

膝關節屈曲肌群可以抗衡股四頭肌伸張膝關節的力道。本頁圖例清楚顯示膝關節的屈曲肌群和伸張肌群彼此抗衡，從而達到穩定膝關節的效果。

練習站姿體式，要避免膝關節過度伸展或「鎖死」。這樣會過度伸展大腿後側肌群，對膝關節軟骨施加不當壓力。

因此，收縮膝屈肌，可避免鎖死膝關節。例如，將大趾球往下壓，讓腓腸肌收縮，以穩定膝關節。

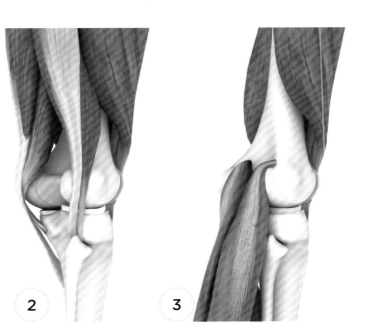

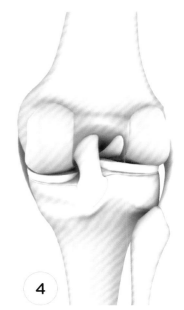

縫匠肌

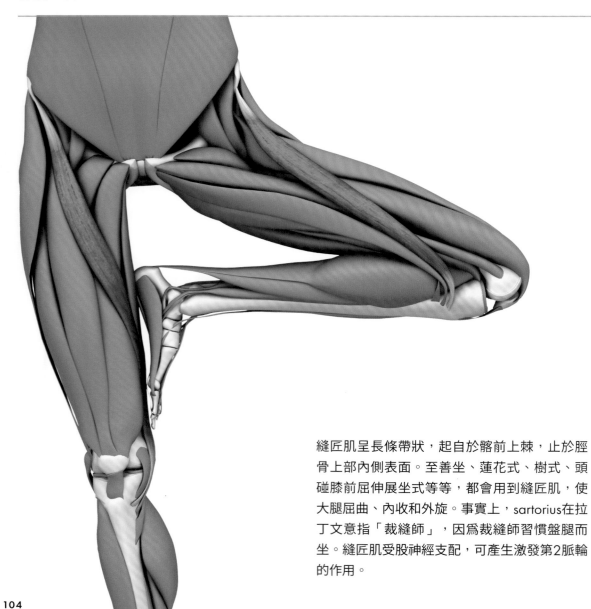

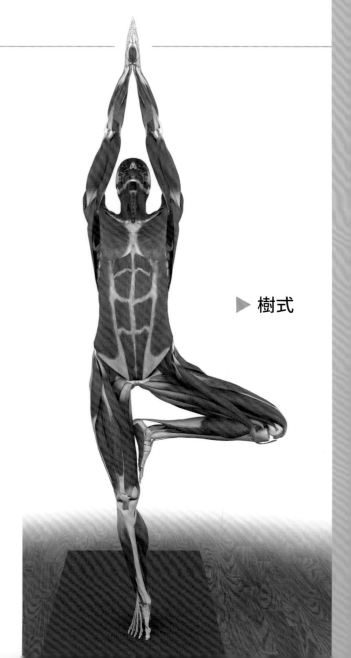

▶ 樹式

縫匠肌呈長條帶狀，起自於髂前上棘，止於脛骨上部內側表面。至善坐、蓮花式、樹式、頭碰膝前屈伸展坐式等等，都會用到縫匠肌，使大腿屈曲、內收和外旋。事實上，sartorius在拉丁文意指「裁縫師」，因為裁縫師習慣盤腿而坐。縫匠肌受股神經支配，可產生激發第2脈輪的作用。

Chapter8
大腿後側肌群
Hamstrings

股二頭肌
半腱肌
半膜肌

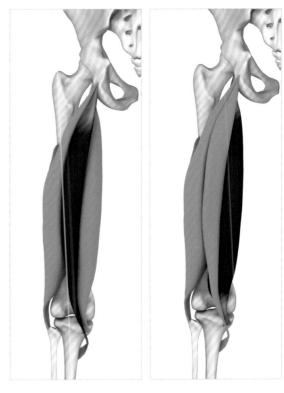

▶ 半腱肌　　　　▶ 半膜肌

▶ 股二頭肌

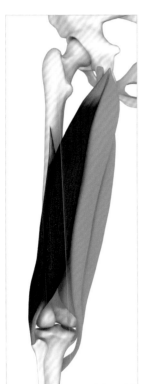

股二頭肌形似紡錘，有長短2個頭。長頭起自坐骨結節，短頭始自股骨背面。兩頭匯成單一肌腱，附著於腓骨頭，膝關節外側部位。因此摸膝蓋外側，可以摸到一條很像繩子的構造，那就是股二頭肌。

當腿伸直時，股二頭肌可達到屈膝的作用，並在屈膝的狀態下，將小腿向外轉。這個旋轉動作可以強化扭轉姿勢，聖哲馬里奇三式即是一例。股二頭肌緊繃的話，前彎和某些站立體式會受限，尤其是需要將大腿向內轉的體式。

▶ 半腱肌和半膜肌

大腿後側肌群內側是由半腱肌和半膜肌構成的。半膜肌的肌腹扁而寬。半腱肌呈紡錘狀（兩端變細），遠端收成一條長肌腱。兩塊肌肉都起自坐骨結節。止端雖然都止於近端脛骨，但位置不一樣，半膜肌的止端位在脛骨後側內面，半腱肌的止端位在脛骨前側內面。半腱肌的止端和縫匠肌、股薄肌的止端，結合成一塊鴨掌模樣的寬扁組織，附著脛骨前側，這塊組織稱為「鵝足肌腱」（pes anserinus）。

半膜肌和半腱肌執掌屈膝動作，並在屈膝的狀態下，將小腿往內轉。內旋動作元素，可以強化坐姿扭轉，只不過旋轉的方向恰與股二頭肌相反。收縮半膜肌和半腱肌，也會協助臀大肌伸張髖關節，勇士三式即是一例。半膜肌和半腱肌緊繃的話，做前彎和某些站姿體式會受限，尤其是需要將大腿向外轉的體式。

大腿後側肌群的起端和止端

▶ 股二頭肌的起端

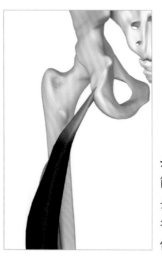

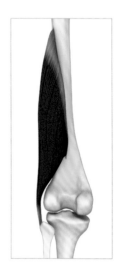

長頭：坐骨結節（股二頭肌長頭的起端和半腱肌的起端位置一樣）。

短頭：股骨後側上⅔的粗線（又稱阿斯佩拉線〔Linea aspera〕）。

▶ 股二頭肌的止端

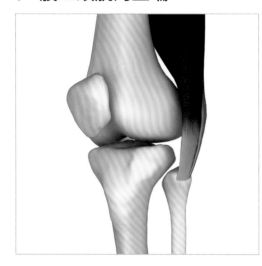

腓骨頭。

▶ 半膜肌和半腱肌的起端

坐骨結節（半腱肌的起端和股二頭肌長頭的起端位置一樣）。

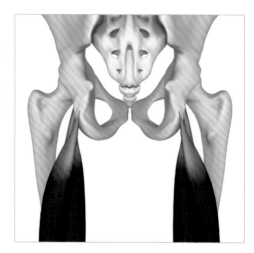

▶ 半膜肌和半腱肌的止端

1）半膜肌：近端脛骨後內側表面。部分纖維連接形成膕斜韌帶，並附著在後內側半月板上。部分纖維形成膕斜韌帶，附著在後內側半月板上。

2）半腱肌：近端脛骨內上表面（構成鵝足肌腱局部）。

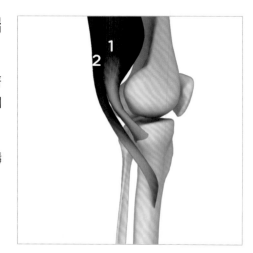

大腿後側肌群的神經分布和脈輪

▶ 神經分布和脈輪

神經分布──股二頭肌長頭：坐骨神經的脛骨部分（第1-2薦骨神經）。

神經分布──股二頭肌短頭：坐骨神經的腓骨部分（第5腰椎神經和第1-2薦骨神經）。

神經分布──半膜肌和半腱肌：脛神經支配（第5腰椎神經和第1薦骨神經）。

脈輪：圖中紅色光亮處的第1脈輪。

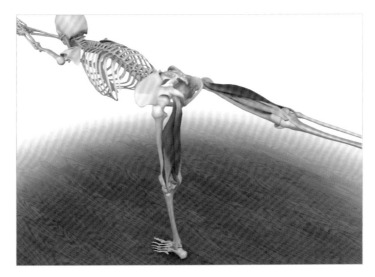

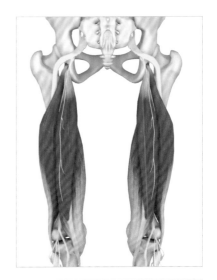

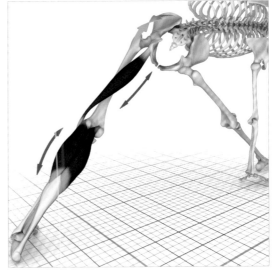

在三角式，收縮臀大肌（綠色箭頭所示），可以把髖關節和膝關節伸張開來，連帶延展股二頭肌長頭（和腓腸肌）。

大腿後側肌群的拮抗肌和協同肌

▶ 拮抗肌

股四頭肌和髂腰肌。

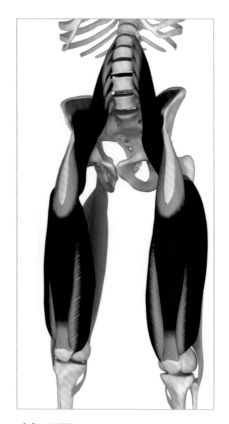

前視圖

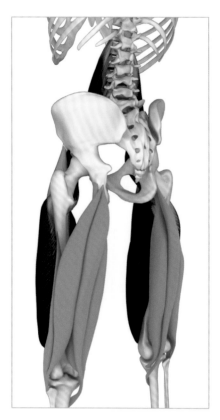

後視圖

▶ 協同肌

臀大肌、縫匠肌、股薄肌和腓腸肌。

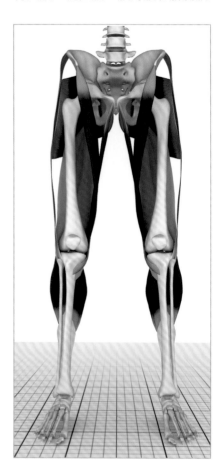

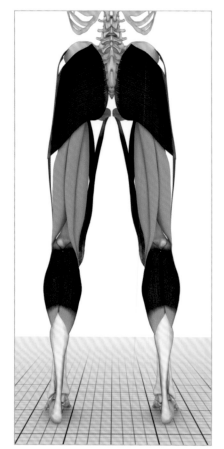

股二頭肌的行動和喚醒

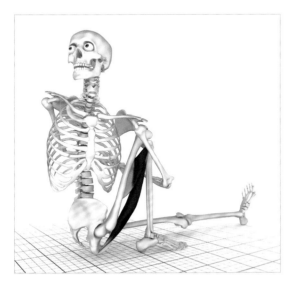

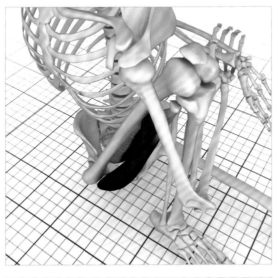

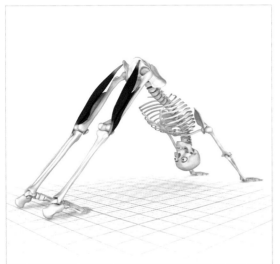

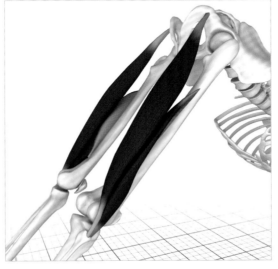

▶ 行動

屈膝和髖伸在屈膝狀態下（長頭），把脛骨往外旋轉。

以聖哲馬里奇三式為例，收縮股二頭肌，讓膝關節彎曲、脛骨外旋。脛骨外旋，就表示髖關節的股骨向內轉，如此可加深軀幹的扭轉。

▶ 喚醒

下犬式可以伸展和鍛鍊股二頭肌。

半膜肌和半腱肌的行動和喚醒

▶ 行動

屈膝和伸髖。在屈膝狀態下，內旋脛骨。

在聖哲馬里奇一式，收縮半膜肌和半腱肌，讓膝關節彎曲、脛骨外旋。脛骨外旋，就表示髖關節的股骨向內轉，可加深軀幹的扭轉。

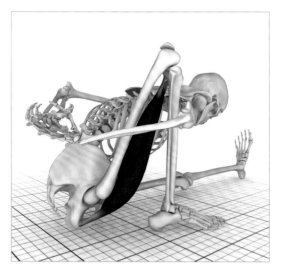

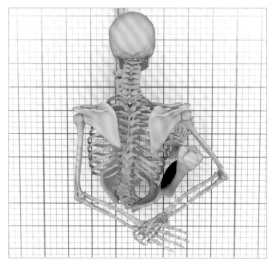

▶ 喚醒

練習仰臥手抓腳趾伸展二式，可以伸展並鍛鍊半膜肌和半腱肌。

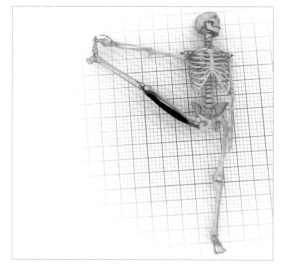

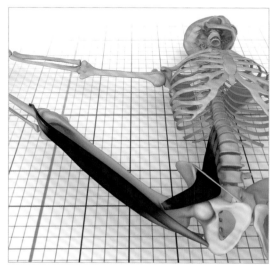

大腿後側肌群的收縮和伸展

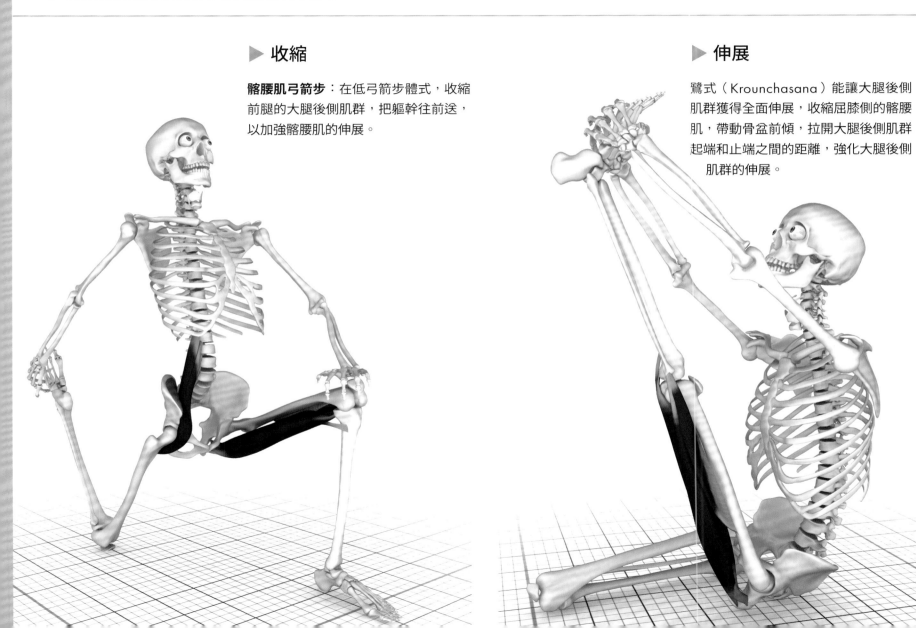

▶ 收縮

髂腰肌弓箭步：在低弓箭步體式，收縮前腿的大腿後側肌群，把軀幹往前送，以加強髂腰肌的伸展。

▶ 伸展

鷺式（Krounchasana）能讓大腿後側肌群獲得全面伸展，收縮屈膝側的髂腰肌，帶動骨盆前傾，拉開大腿後側肌群起端和止端之間的距離，強化大腿後側肌群的伸展。

大腿後側肌群和聖哲馬里奇式

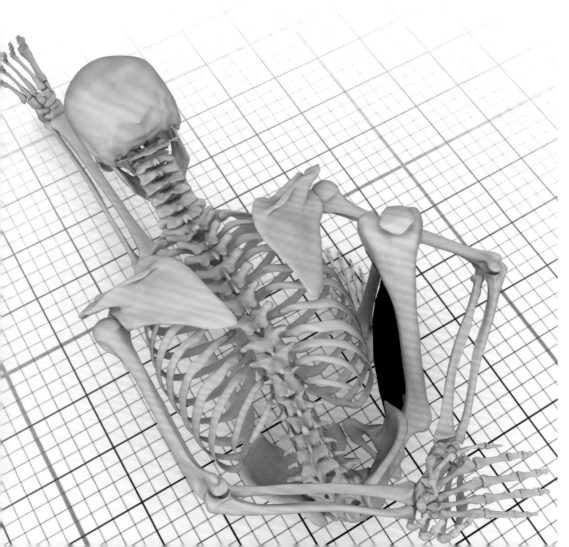

▶ 聖哲馬里奇一式

這一系列坐姿體式是爲了紀念印度聖哲馬里奇而得名。扭轉動作都能適度擠壓和伸展內臟器官，讓血液流入靜脈。靜脈利用單向瓣膜，將血液導入心臟。

凡是會產生旋轉動作的肌肉都有助於扭轉，包括肩旋轉肌群、髖關節外旋肌群和大腿後側肌群。

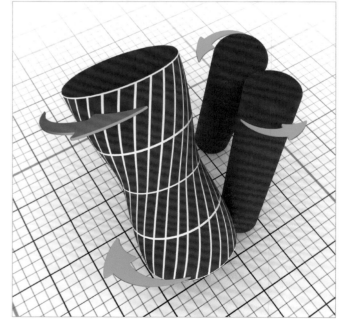

▶ 聖哲馬里奇三式

扭轉體式能喚醒軀幹的肌肉,從皮膚、肌筋膜層和肌肉本身刺激感覺神經傳導。這會激發脈輪,把脈輪的精微能量經由中脈(Sushumna Nadi,脊髓)往上傳送。

在聖哲馬里奇一式,要收縮半膜肌和半腱肌,而在聖哲馬里奇三式,要收縮股二頭肌。

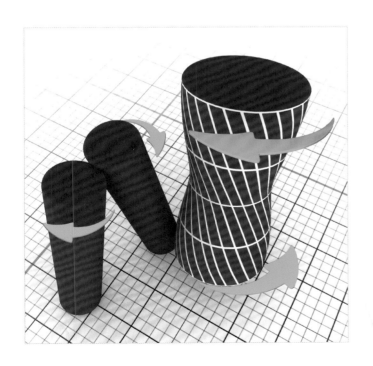

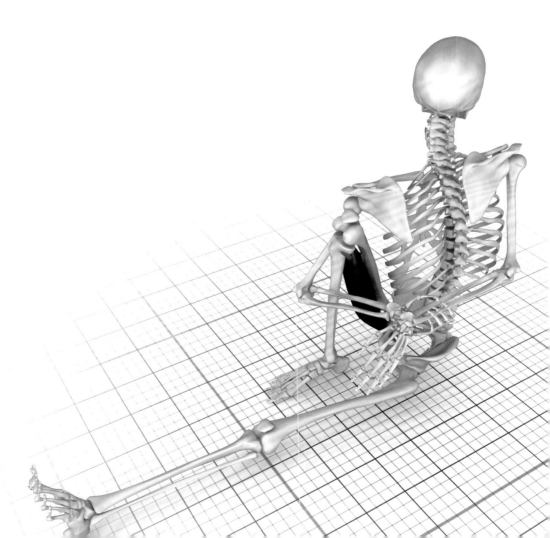

解剖學小測驗

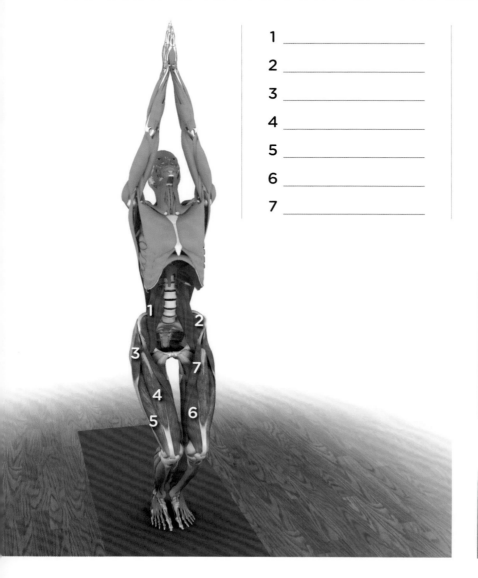

1 _____
2 _____
3 _____
4 _____
5 _____
6 _____
7 _____

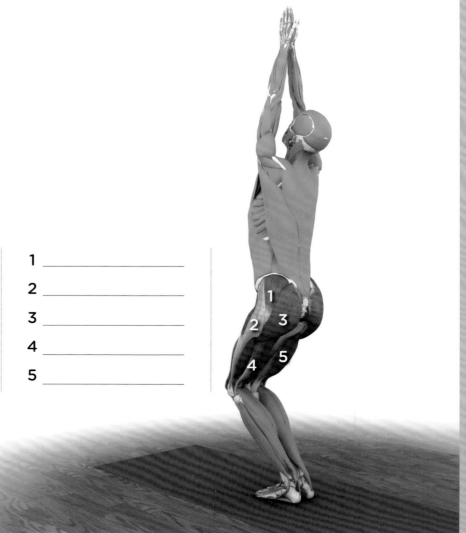

1 _____
2 _____
3 _____
4 _____
5 _____

答案詳見 www.BandhaYoga.com

PART 2
軀幹
The Trunk

1 胸大肌
2 外斜肌
3 腹直肌
4 胸小肌
5 肋間肌
6 腹斜肌

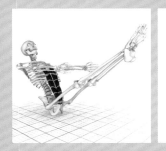
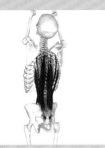
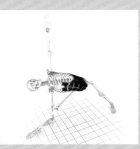
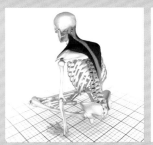
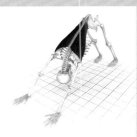
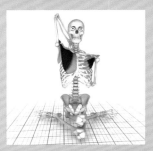

軀幹

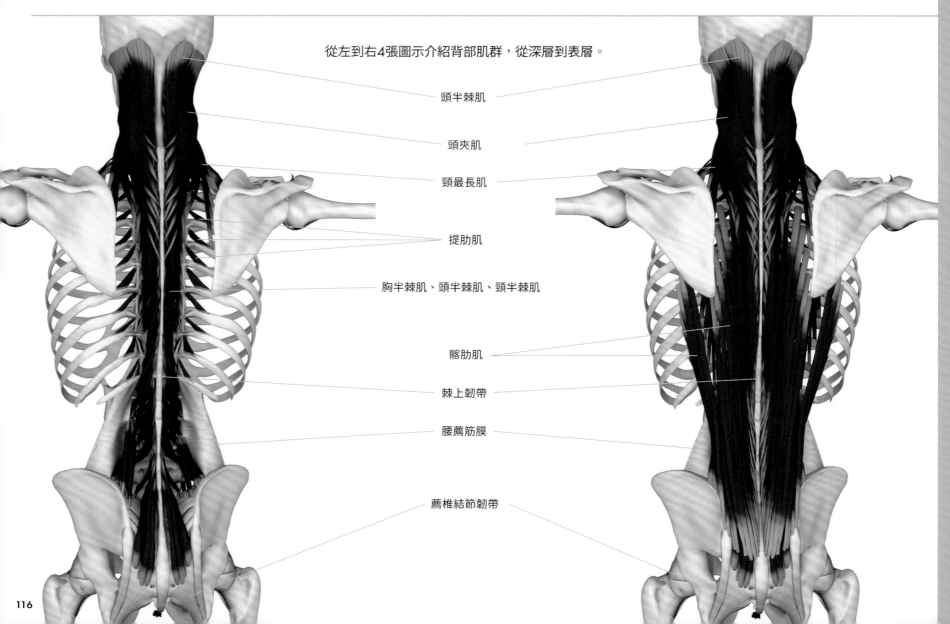

從左到右4張圖示介紹背部肌群，從深層到表層。

頭半棘肌

頭夾肌

頸最長肌

提肋肌

胸半棘肌、頭半棘肌、頸半棘肌

髂肋肌

棘上韌帶

腰薦筋膜

薦椎結節韌帶

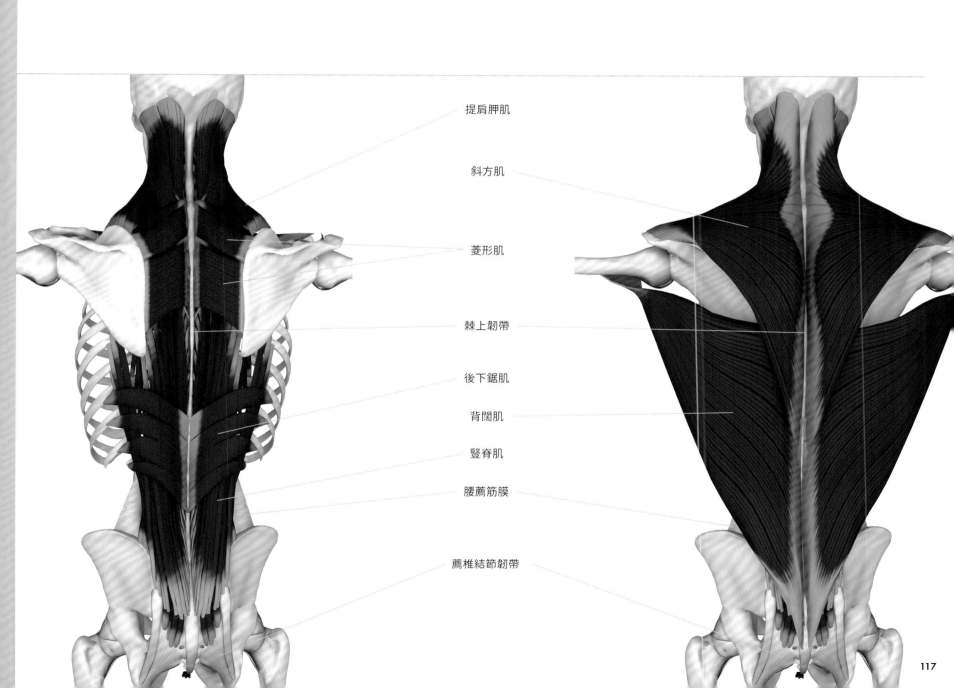

提肩胛肌

斜方肌

菱形肌

棘上韌帶

後下鋸肌

背闊肌

豎脊肌

腰薦筋膜

薦椎結節韌帶

軀幹動作

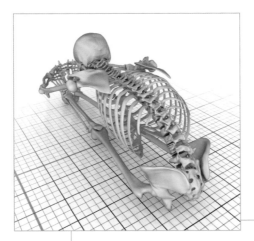

▶ **屈曲**

加強背部伸展式

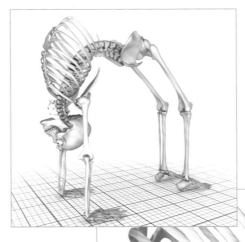

▶ **伸張**

上弓式

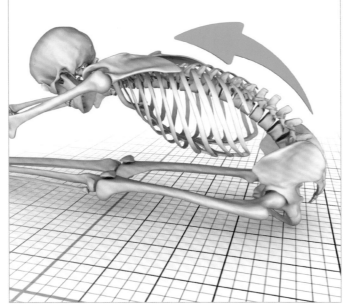

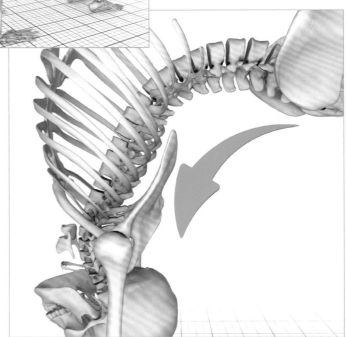

▶ 旋轉（扭轉）

反轉三角式

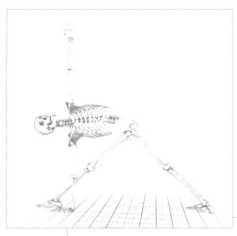

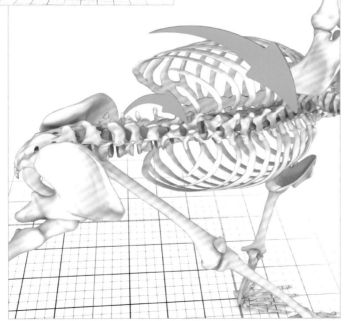

▶ 側屈（側彎）

三角式

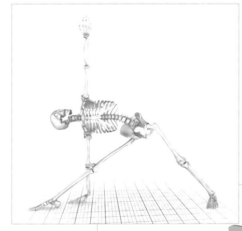

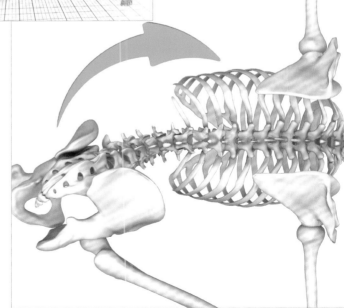

Chapter 9
腹部肌群
Abdominals

腹直肌
腹內斜肌
腹外斜肌
腹橫肌

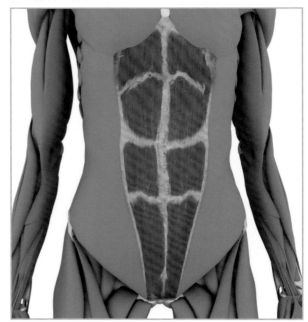

1 腹橫肌
2 腹內斜肌
3 腹外斜肌
4 腹直肌

▶ **腹直肌**

腹直肌呈扁長形，水平纖維帶將之分成4塊腹肌，模樣像洗衣板。腹直肌始自恥骨聯合和恥骨嵴，止於劍突（位於胸骨底部）和第5-7根肋骨的軟骨。

收縮腹直肌，軀幹往前彎，要是止端固定不動的話，就可以抬高骨盆。分別體現在加強前屈伸展式和天秤式。腹直肌如果太緊繃，碰到弓式、東方延展式等後彎體式就很難做得深。

收縮腹直肌還能擠壓腹腔內臟，製造「氣囊」效應，一般咸信「氣囊」效應可避免腰椎超伸，例如練後彎體式進入深度伸張時保護腰椎。

▶ 腹外斜肌

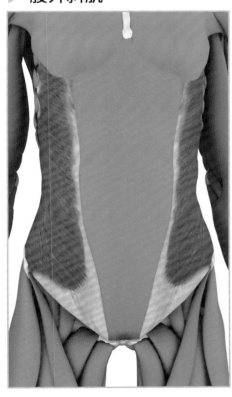

腹外斜肌呈薄片狀,纖維走向和腹內斜肌相反。在兩塊腹斜肌當中,腹外斜肌是比較大塊的那個,位在表淺層。腹外斜肌的前部纖維更表淺,起自肋骨前側,以斜對角往前、往下延伸,止於腹白線。側部纖維位置偏後,起自於肋骨後側,同樣以斜對角走向,往前、往下延伸,止於骨盆前側的結構。

收縮腹外斜肌,會把肩膀拉向前。腹外斜肌收縮的動作,與對側(另一側)腹內斜肌收縮的動作兩相結合,可強化扭轉動作。腹外斜肌太緊繃,那麼想要把肩膀往前拉或扭轉軀幹的幅度都會受限。收縮腹外斜肌有利於擠壓腹腔內臟,創造「氣囊」之效,保護腰椎。

▶ 腹內斜肌

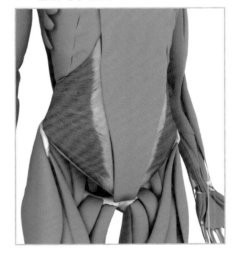

腹內斜肌位於軀幹側面,呈薄片狀。腹內斜肌從髂嵴出發,以斜對角走向,往前、往上穿行而過,止於下肋骨和腹白線(腹部前側一條帶狀纖維組織)。

收縮腹內斜肌,會將對側肩膀向前拉,並使軀幹側彎。可強化如反轉三角式這樣的扭轉體式。收縮腹內斜肌,同樣能協助腹直肌創造剛才所說的「氣囊」效應。

▶ 腹橫肌

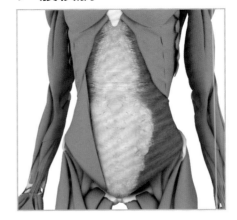

腹橫肌是腹部肌群當中最深的一塊。其纖維呈水平走向,起自於髂嵴、腹股溝韌帶和胸腰筋膜,止於下肋軟骨。收縮腹橫肌,可適度地擠壓腹部,使腹腔器官更強健。這塊肌肉對臍鎖(Udyana Bandha)和脈(Nadi)非常重要。可以利用船式喚醒並強化腹橫肌。

腹部肌群的起止端、神經分布和脈輪

▶ 腹直肌的起端

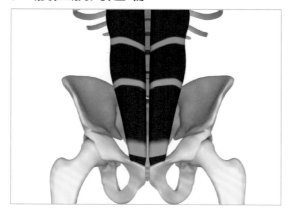

恥骨聯合和恥骨嵴。

▶ 腹內斜肌的起端

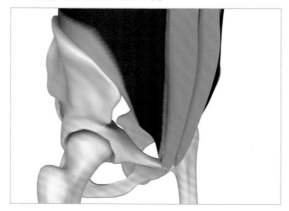

腹股溝韌帶外側⅓下緣處、髂嵴、胸腰筋膜和腹白線。

▶ 腹外斜肌的起端

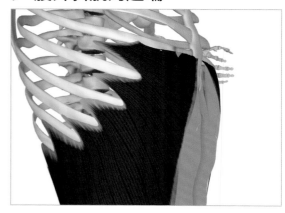

第5-12肋骨和背闊肌下部區塊。

▶ 腹直肌的止端

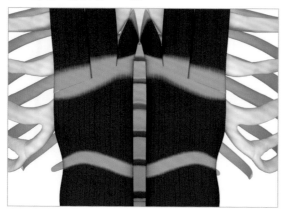

劍突（Xiphoid process）和第5、6、7根肋軟骨。

▶ 腹內斜肌的止端

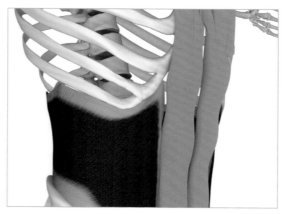

腹白線，及第9-12肋骨。

▶ 腹外斜肌的止端

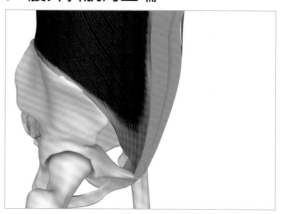

腹白線、腹股溝韌帶和髂嵴前半部。

▶ 腹橫肌的起端和止端

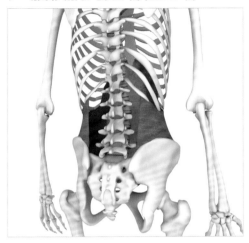

起端：髂嵴、腹股溝韌帶和胸腰筋膜。

止端：下肋軟骨。

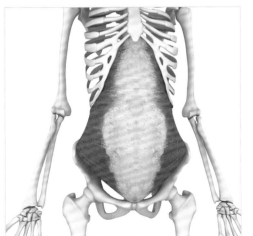

▶ 神經分布和脈輪

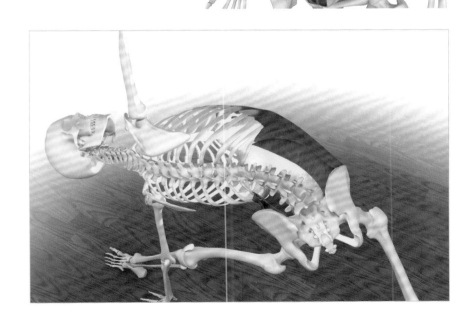

神經分布：肋間神經（第7-12胸神經）、胯下腹神經和髂腹股溝神經（第12胸神經和第1腰神經）。

脈輪：圖中黃色光亮處的第3脈輪。

腹部肌群的拮抗肌和協同肌

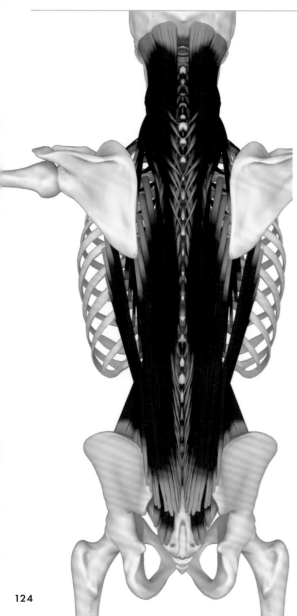

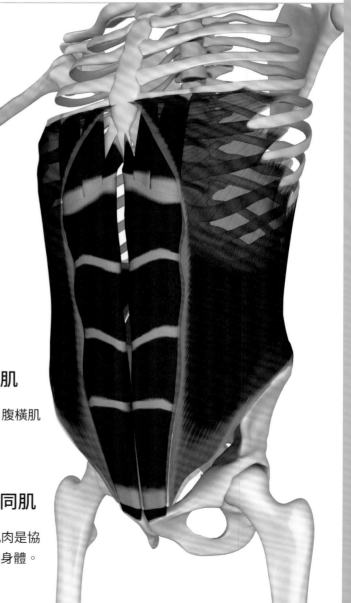

▶ **腹肌的拮抗肌**

豎脊肌和腰方肌。

▶ **腹斜肌的拮抗肌**

做旋轉動作時,同側肌肉
是腹斜肌的拮抗肌。

▶ **腹肌的協同肌**

擠壓腹部,腹直肌、腹橫肌
是彼此的協同肌。

▶ **腹斜肌的協同肌**

在旋轉動作,對側肌肉是協
同肌協助彼此來轉動身體。

腹直肌的行動和喚醒

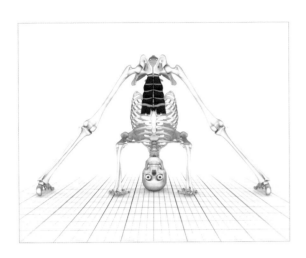

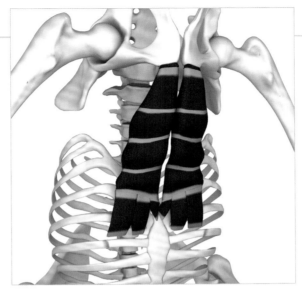

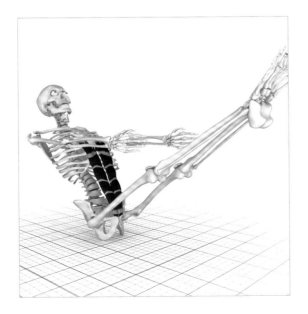

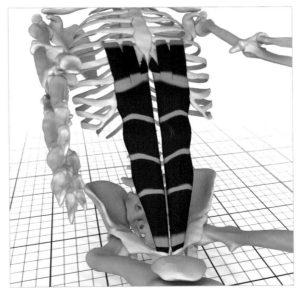

▶ 行動

屈曲軀幹,擠壓腹部。

收縮腹直肌,可以把軀幹往前帶,深化加強分腿前屈伸展式。如果再收縮髂腰肌和股四頭肌,可以更強化此動作。

▶ 喚醒

練習船式有助於鍛鍊腹直肌。

腹斜肌的行動和喚醒

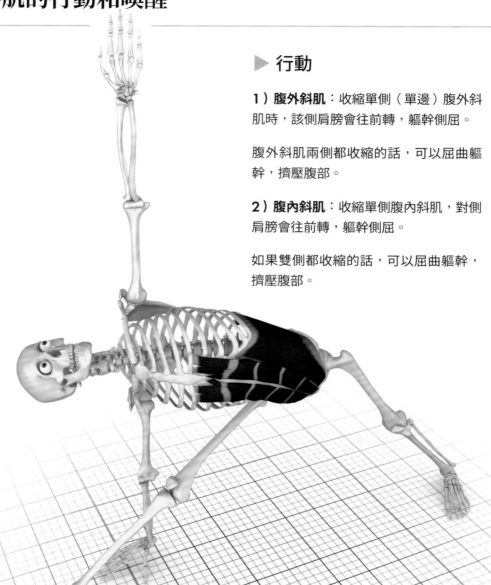

▶ 行動

1）腹外斜肌：收縮單側（單邊）腹外斜肌時，該側肩膀會往前轉，軀幹側屈。

腹外斜肌兩側都收縮的話，可以屈曲軀幹，擠壓腹部。

2）腹內斜肌：收縮單側腹內斜肌，對側肩膀會往前轉，軀幹側屈。

如果雙側都收縮的話，可以屈曲軀幹，擠壓腹部。

▶ 喚醒

練習三角式時，收縮腹內斜肌上部和腹外斜肌下部，以轉動軀幹。對側的腹內斜肌和腹外斜肌會因此被拉長。

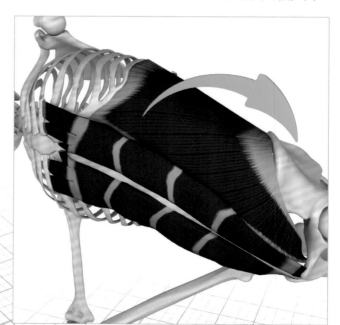

腹部肌群的氣囊效應

收縮腹部肌肉，能適度擠壓腹腔器官，並為腰椎周圍的肌肉提供額外的支撐。當我們抬重物和閉氣時，「氣囊」機制就會發揮作用。練習瑜伽也可以加以應用。只消輕輕收縮一下，就獲益良多。

此外，後彎時，腹肌輕輕收縮，也能避免腰椎過度伸展，並藉由離心收縮，鍛鍊腹肌。用這種方式收縮腹肌能啟動臍鎖（位於太陽神經叢）。

圖中紅色光亮處是第3脈輪。

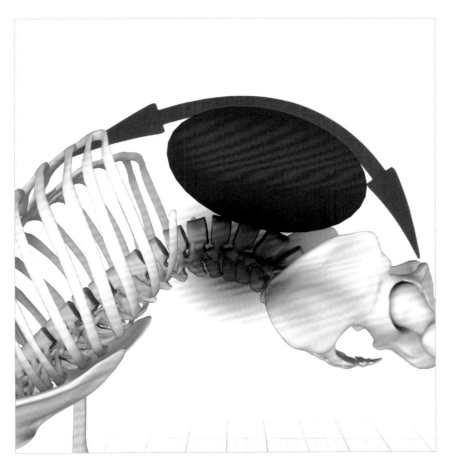

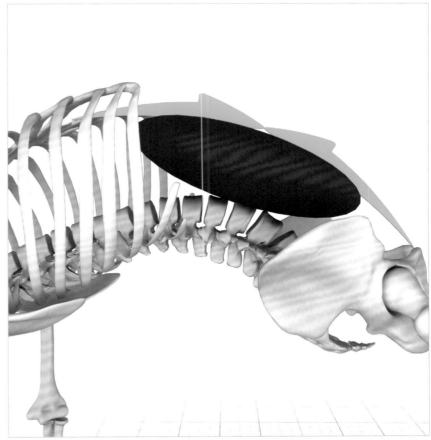

扭轉與排毒

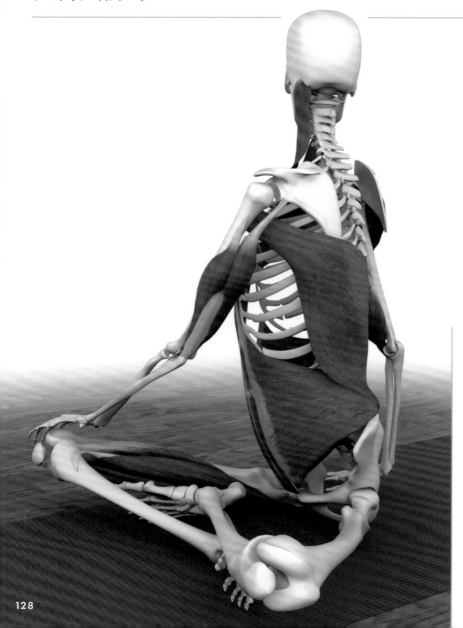

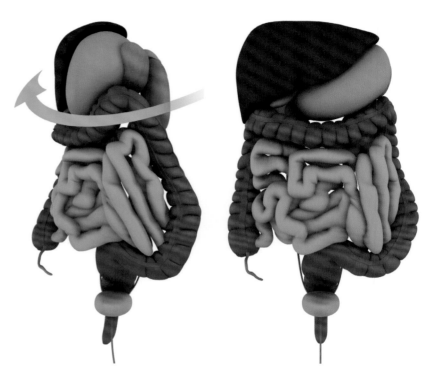

軀幹扭轉會對腹腔器官產生「擰轉」之效。彷彿把肝臟等器官沖洗過一遍，並將血液和淋巴液導入心血管系統的大血管，排除毒素。

腹肌才是真正把軀幹帶進扭轉體式的原動肌。因此要把腹肌跟所有能協助扭轉的協同肌結合起來。例如，在扭轉至善坐，胸鎖乳突肌、背闊肌和肱三頭肌要輔助對側的肱二頭肌和大腿後側肌群，加強扭轉。

協同作用

將每塊肌肉的動作結合起來，提高體式的效益。收縮該動作的協同肌，來
拉長拮抗肌。

下圖清楚顯示，練習加強分腿前屈伸展式時，收縮腹直肌、髂腰肌、股四
頭肌、三角肌和肱二頭肌，可以伸展豎脊肌、大腿後側肌群和腓腸肌。

▶ **加強分腿前屈伸展式的協同肌**

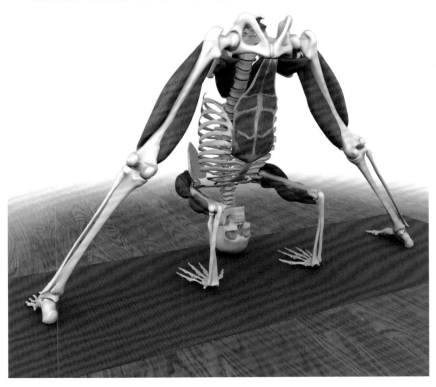

▶ **加強分腿前屈伸展式的拮抗肌**

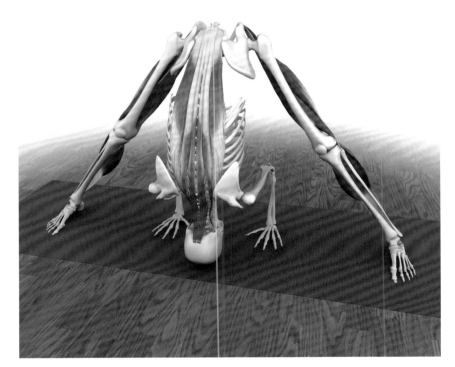

Chapter 10
背部肌群
Back Muscles

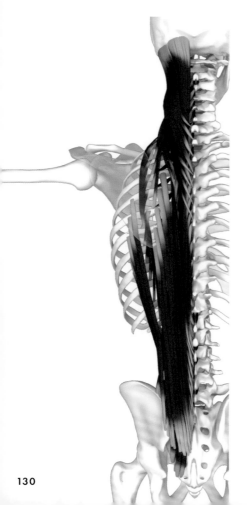

▶ 豎脊肌

豎脊肌共有3組，走向與脊柱平行。棘肌沿著背部中線分布，從一個脊椎棘突延伸到下一個脊椎棘突。最長肌在棘肌的外側，從髂骨一路延伸到脊椎橫突和肋骨。而髂肋肌在最外側，從一根肋骨延伸到下一根肋骨。收縮豎脊肌，就能把脊柱伸直，山式即是一例。收縮外側的長肌和髂肋肌會形成側彎動作，如三角式。在扭轉體式，收縮單側或對側會產生旋轉效果。練習加強前屈伸展式、龜式等前彎動作可以徹底伸展背肌。豎脊肌完全伸展，會牽拉髂骨後部，使得骨盆前傾。骨盆前傾，會將坐骨結節向上拉，伸展大腿後側肌肉群。練習像上弓式這樣的後彎體式能增強豎脊肌的力量。

▶ 腰方肌

腰方肌位於豎脊肌下層，有5個頭，呈方形。5個頭全部始自後髂嵴，再分成4部分，最後止於腰椎橫突和第12肋骨後部。在三角式時，收縮單側的腰方肌，使軀幹側屈。練習上弓式時，則必須收縮兩側的腰方肌，以伸張腰椎。

骨盆固定時，收縮腰方肌會把肋骨向下拉。可利用此動作加深呼吸。

腰方肌和腰大肌將腰椎包起來，穩定腰椎。練習後彎體式時，收縮腰方肌、腰大肌和腹直肌，可以保護腰椎。

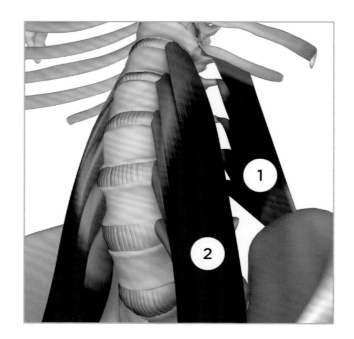

1 腰方肌
2 腰大肌

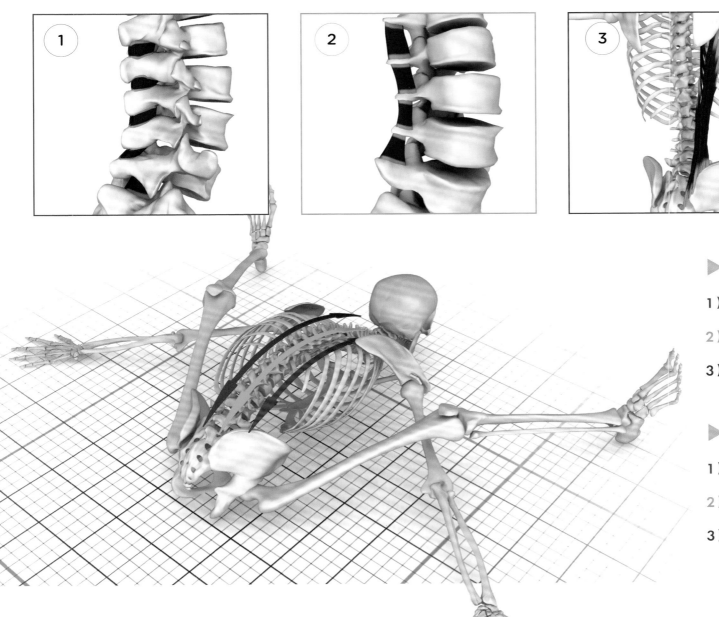

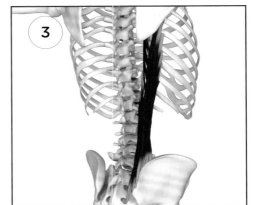

▶ 起端

1）**棘突間肌**：椎骨上的棘突。

2）**橫突間肌**：椎骨上的橫突。

3）**髂肋肌**：薦骨和肋骨。

▶ 止端

1）**棘突間肌**：上方椎骨的棘突。

2）**橫突間肌**：上方椎骨的橫突。

3）**髂肋肌**：上方肋骨。

背部肌群的起止端、神經分布、脈輪、拮抗肌和協同肌

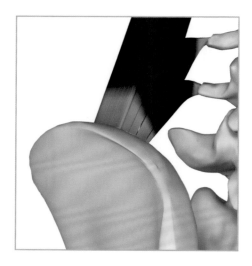

▶ 腰方肌的起端

內髂嵴。

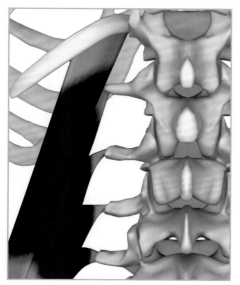

▶ 腰方肌的止端

第12肋骨下緣和第1-4腰椎橫突。

▶ 神經分布和脈輪

神經分布：下胸神經和上腰神經。

脈輪：圖中黃色和綠色光亮處的第3-4脈輪。

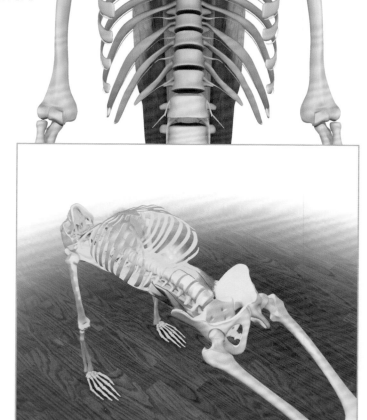

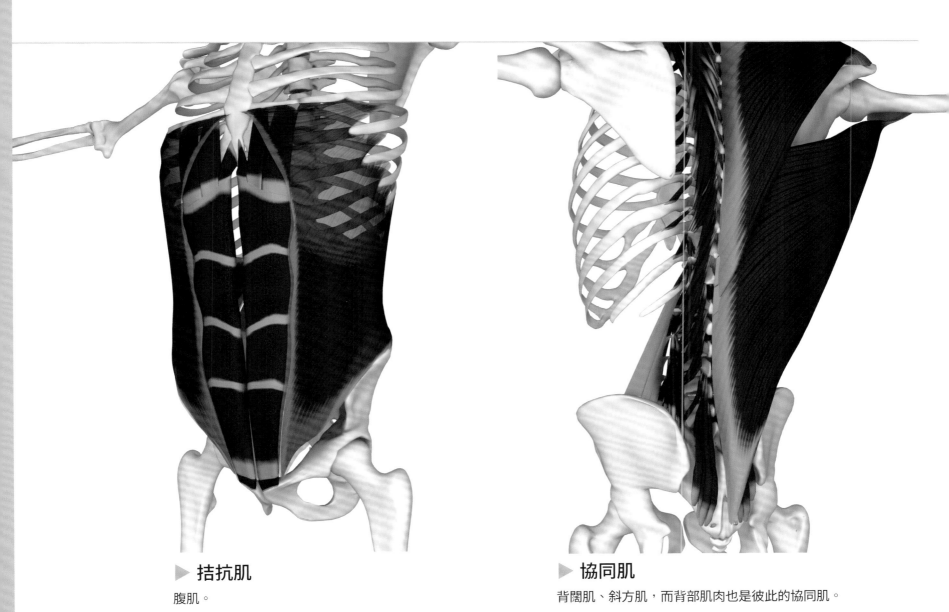

▶ 拮抗肌

腹肌。

▶ 協同肌

背闊肌、斜方肌，而背部肌肉也是彼此的協同肌。

背部肌群的行動和喚醒

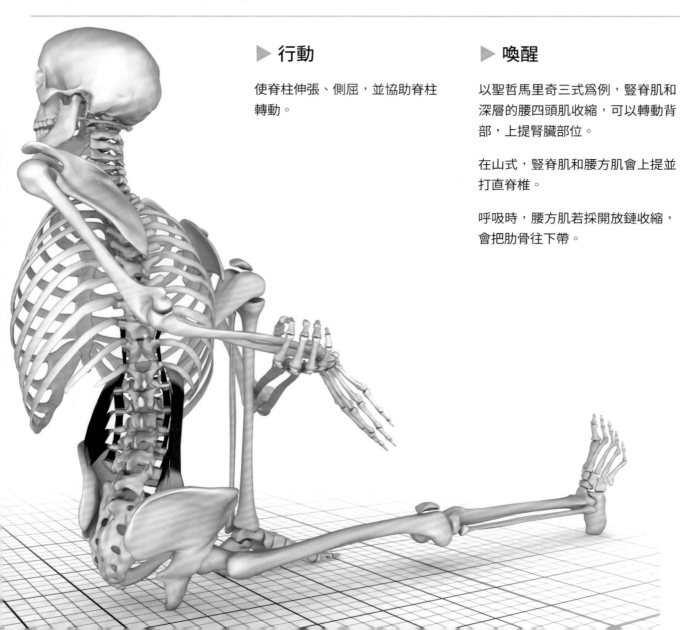

▶ **行動**

使脊柱伸張、側屈，並協助脊柱轉動。

▶ **喚醒**

以聖哲馬里奇三式為例，豎脊肌和深層的腰四頭肌收縮，可以轉動背部，上提腎臟部位。

在山式，豎脊肌和腰方肌會上提並打直脊椎。

呼吸時，腰方肌若採開放鏈收縮，會把肋骨往下帶。

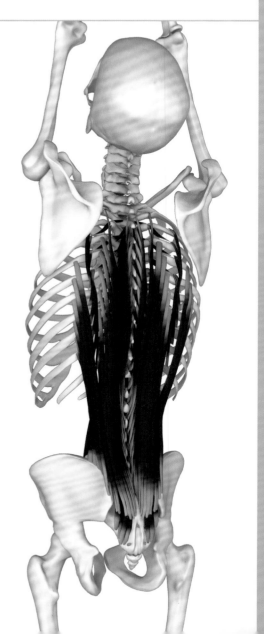

協同作用

豎脊肌是東方延展式這個後彎體式的主要作用肌。除了收縮豎脊肌,也要結合這個姿勢的協同肌群,包括股四頭肌、臀大肌和肱三頭肌。如此結合,可以伸展股直肌、髂腰肌、腹直肌、胸大肌、肱二頭肌和頸前側的肌肉。

▶ **東方延展式**

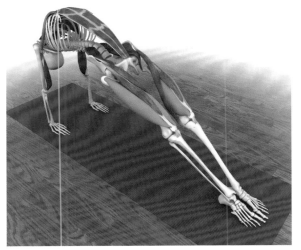

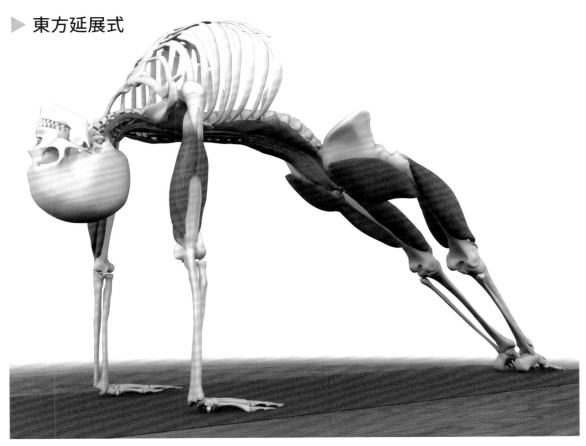

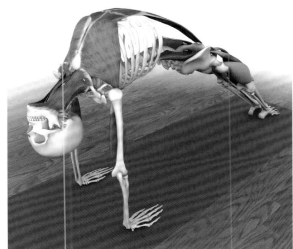

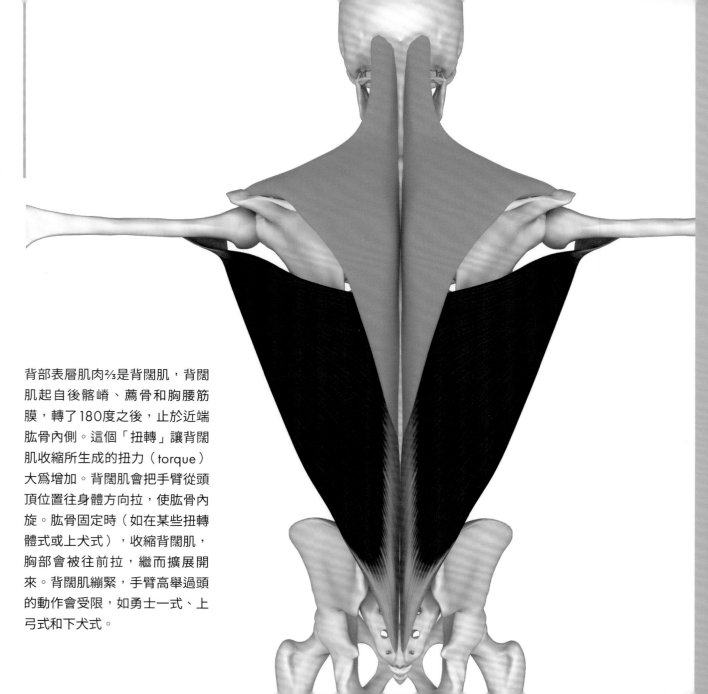

Chapter 11
背闊肌
Latissimus Dorsi

背部表層肌肉⅔是背闊肌，背闊肌起自後髂嵴、薦骨和胸腰筋膜，轉了180度之後，止於近端肱骨內側。這個「扭轉」讓背闊肌收縮所生成的扭力（torque）大為增加。背闊肌會把手臂從頭頂位置往身體方向拉，使肱骨內旋。肱骨固定時（如在某些扭轉體式或上犬式），收縮背闊肌，胸部會被往前拉，繼而擴展開來。背闊肌繃緊，手臂高舉過頭的動作會受限，如勇士一式、上弓式和下犬式。

背闊肌的起止端、神經分布和脈輪

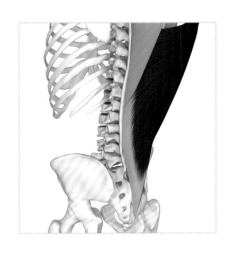

▶ **起端**（後視圖）

髂嵴、胸腰筋膜、第1-5薦椎棘突，第1-5腰椎、第7-12胸椎、下面3根肋骨和肩胛骨下角。

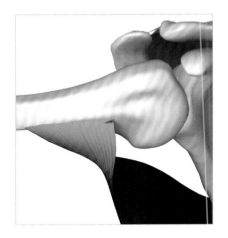

▶ **止端**（前視圖）

肱二頭肌溝底部。

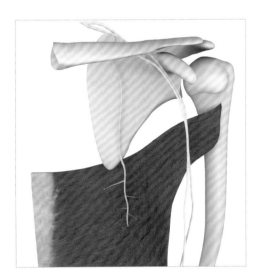

▶ **神經分布和脈輪**

神經分布：胸背神經（第6-8頸神經）。

脈輪：圖中綠色光亮處的第4脈輪。

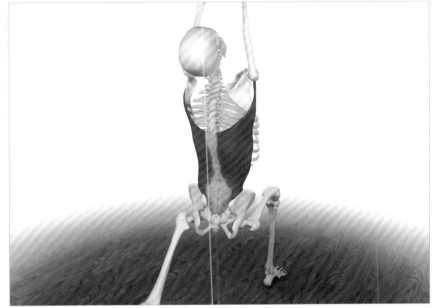

背闊肌的拮抗肌和協同肌

▶ 拮抗肌

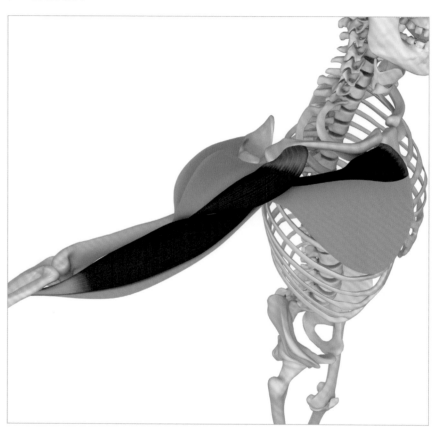

前三角肌、胸大肌（鎖骨段）、肱二頭肌長頭。

▶ 協同肌

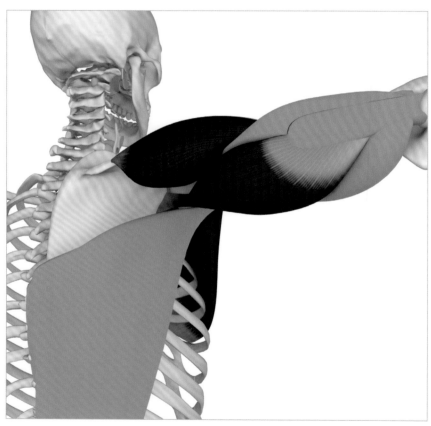

後三角肌和胸大肌（伸張肱骨的胸骨段）、肱三頭肌長頭。

背闊肌的行動和喚醒

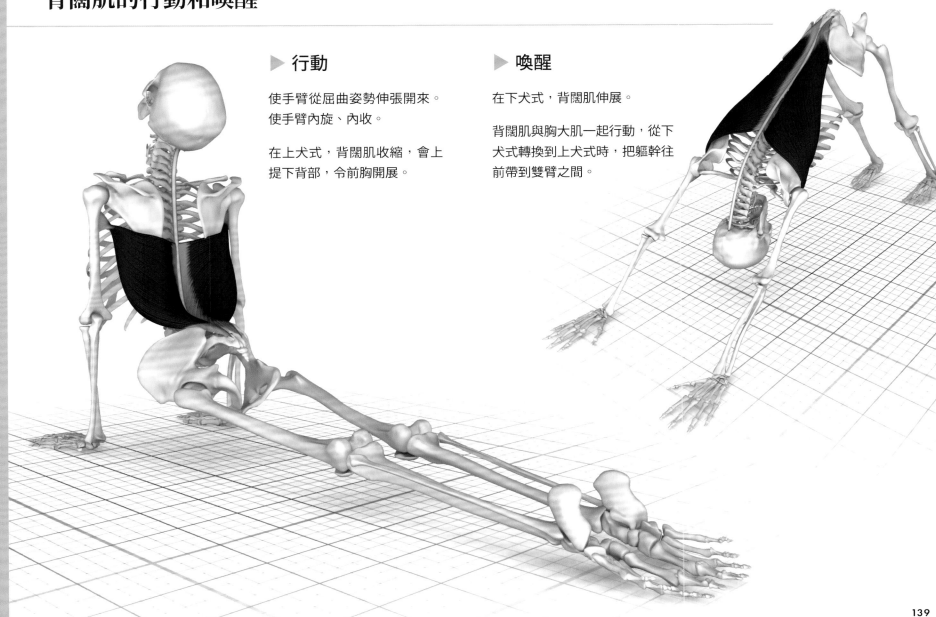

▶ **行動**

使手臂從屈曲姿勢伸張開來。
使手臂內旋、內收。

在上犬式，背闊肌收縮，會上
提下背部，令前胸開展。

▶ **喚醒**

在下犬式，背闊肌伸展。

背闊肌與胸大肌一起行動，從下
犬式轉換到上犬式時，把軀幹往
前帶到雙臂之間。

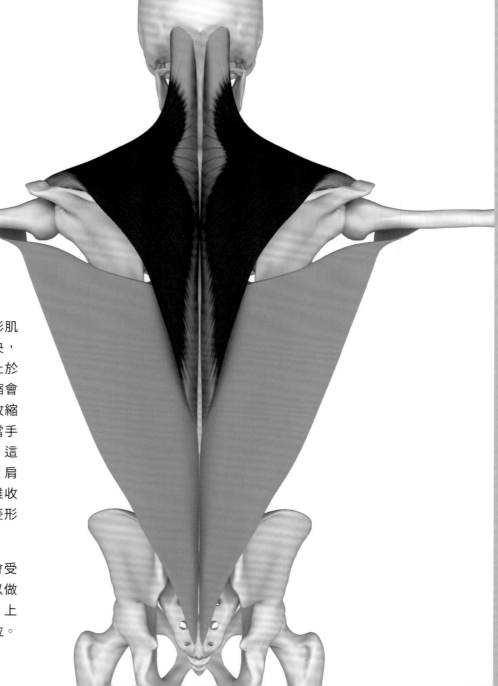

Chapter 12
斜方肌
Trapezius

斜方肌是由兩片寬闊的三角形肌肉組成的，起自於背部正中央，從胸椎下半部伸張至顱底，止於肩胛骨和鎖骨。下段纖維收縮會將肩胛骨向下拉。上段纖維收縮會把肩胛骨提高並往上轉。當手臂高舉過頭時（如手倒立），這個動作會增加肱骨頭與肩盂（肩臼窩）接觸的面積。中段纖維收縮可使肩胛骨內收，並協助菱形肌打開胸部。

中段纖維緊繃，做牛面二式會受限；下段纖維肌力不足，難以做到天秤式這樣的手平衡體式，上段纖維無力，樹式不容易做到位。

斜方肌的起止端、神經分布和脈輪

▶ 起端

顱底，頸後韌帶，第2
頸椎棘突到第12節胸椎
（圖示可看到上、中、
下段斜方肌）。

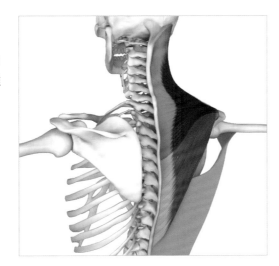

▶ 止端（俯視圖）

鎖骨外側⅓後表面、肩
峰內緣和肩胛上棘。

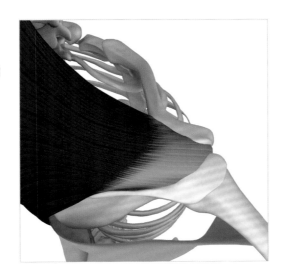

▶ 神經分布和脈輪

神經分布：副神經（第11腦神
經和第3-4頸神經）。

脈輪：圖中紫色光亮處的第5
脈輪。

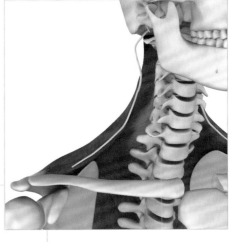

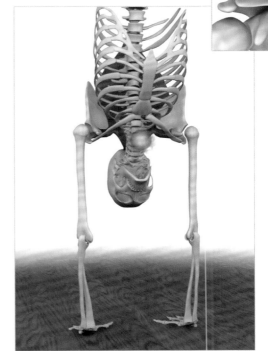

斜方肌的拮抗肌

▶ 下斜方肌的拮抗肌

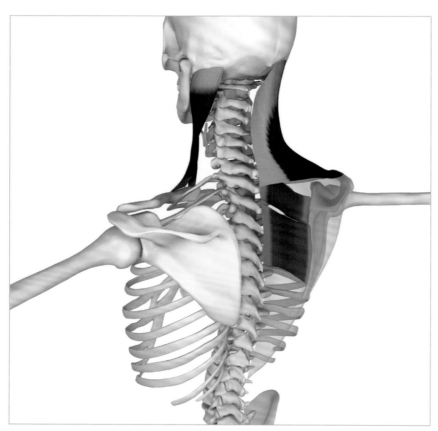

上斜方肌、大菱形肌、小菱形肌和胸鎖乳突肌。

▶ 上斜方肌的拮抗肌

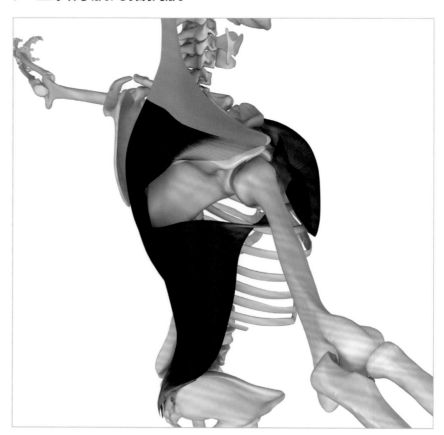

下斜方肌、胸小肌、胸大肌、背闊肌。

斜方肌的協同肌

▶ 下斜方肌的協同肌

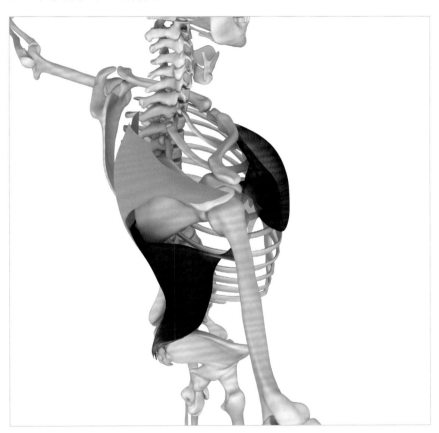

胸小肌、胸大肌、背闊肌。

▶ 上斜方肌的協同肌

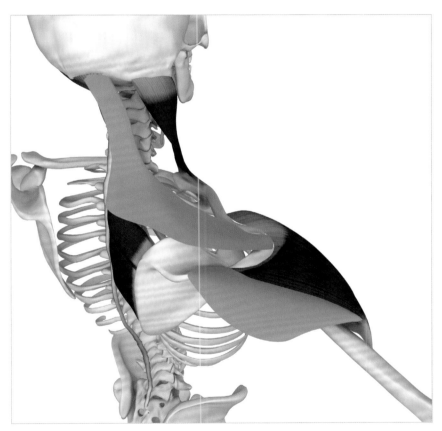

前三角肌、側三角肌、大菱形肌、小菱形肌和胸鎖乳突肌。

斜方肌的行動和喚醒

▶ 行動

在上弓式，收縮上斜方肌，有助於抬起上半身，並把肩胛骨往外轉，使肩盂（肩臼窩）和肱骨頭更緊密接觸。

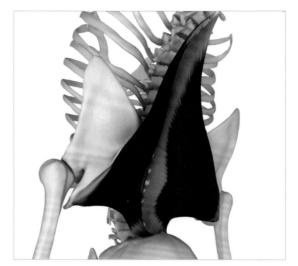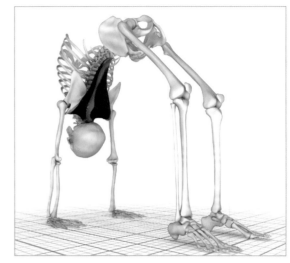

▶ 喚醒

在天秤式，收縮斜方肌的中下段纖維，可以把身體抬高，並使肩胛骨向內、向下後收（retract）。下斜方肌肌力不足，就很難做到天秤式。

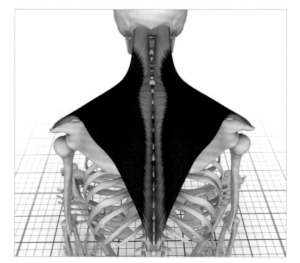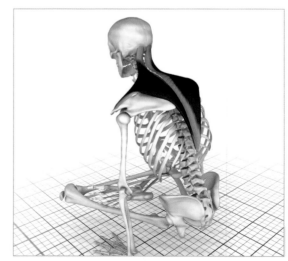

Chapter 13

胸大肌和胸小肌
Pectoralis Major & Minor

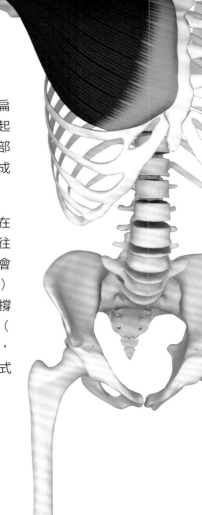

▶ 胸大肌

胸大肌分布在前胸部位,是一大塊扁平肌肉,一塊是較大的胸肋部分,起自胸骨體,另一塊是較小的鎖骨部分,起自鎖骨內側段。兩部分匯合成一條肌腱,止於近端肱骨內側。

從下犬式轉移到上犬式時,身體在胸大肌連續閉鎖鏈收縮帶動下被往前拉。胸大肌的胸肋部和鎖骨部都會形成肱骨內收的動作(如牛面二式)。胸大肌也是做俯臥撐(如四肢支撐式)的一大關鍵。手臂高舉過頭時(如上弓式),胸肋部是伸展開來的,因此如果胸肋部緊繃,會限制上弓式這類體式的深度。

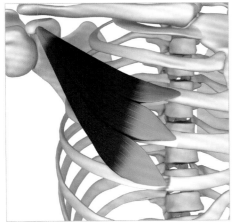

▶ 胸小肌

胸小肌小小一塊,總共有3個頭,位於胸大肌底層,起自第3-5肋骨,止於肩胛骨喙突。胸小肌的開放鏈動作是,將肩胛骨向下、向前牽引。

胸小肌的閉鎖鏈收縮(與斜方肌一起)穩定肩胛骨後方,同時還能在呼吸時上提肋骨。

胸大肌和胸小肌的起止端

▶ 胸大肌的起端

鎖骨內⅓、胸骨前表面、上面6支肋軟骨和腹外斜肌腱膜。

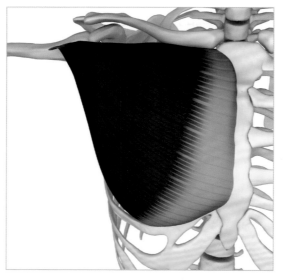

▶ 胸小肌的起端

第2-5肋骨的外表面。
（胸小肌的位置會因人而異，可能位於第2-4肋骨或第3-5肋骨。）

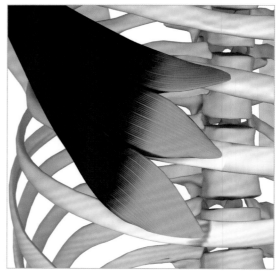

▶ 胸大肌的止端

肱二頭肌溝外唇（胸肋部的止端離身體中線比較近，鎖骨部的止端離身體中線比較遠）。

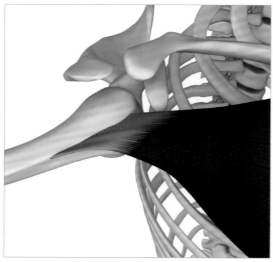

▶ 胸小肌的止端

肩胛骨喙突。

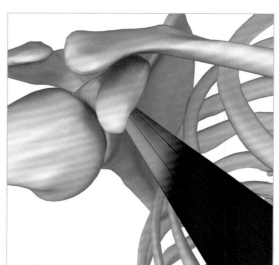

胸大肌的拮抗肌和協同肌

▶ 胸大肌的拮抗肌

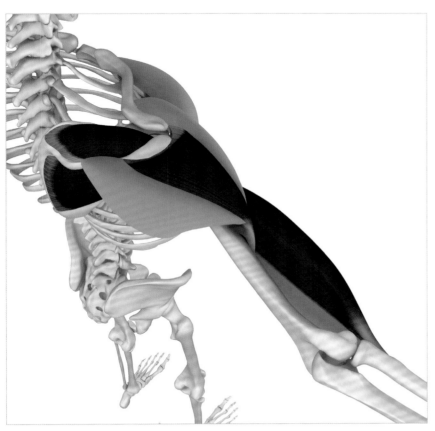

中三角肌、棘上肌、棘下肌和肱二頭肌（長頭）。

▶ 胸大肌的協同肌

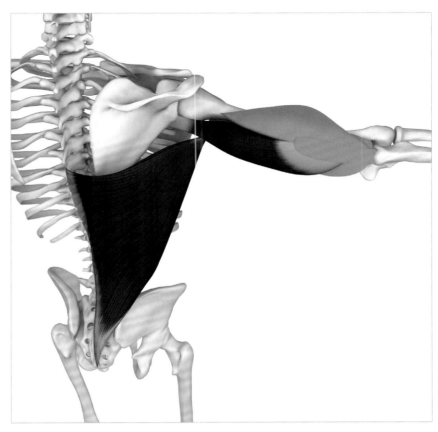

背闊肌和肱三頭肌（長頭）。

胸小肌的拮抗肌和協同肌／胸部肌群的神經分布和脈輪

▶ 胸小肌的拮抗肌

胸鎖乳突肌和上斜方肌。

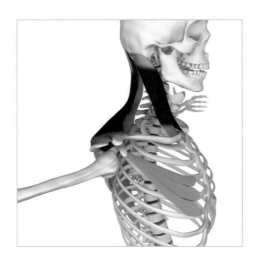

▶ 胸小肌的協同肌

大菱形肌、小菱形肌、背闊肌。

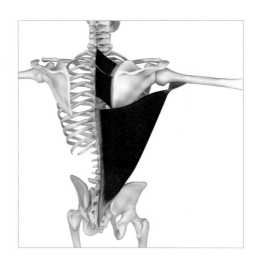

▶ 神經分布和脈輪

神經分布──胸大肌：

鎖骨段：外側胸神經（第5-7頸神經）。

胸骨段：內側胸神經（第8頸神經到第1胸神經）。

神經分布──胸小肌：內側胸神經（第8頸神經到第1胸神經）。

脈輪：圖中紫色光亮處的第5脈輪。

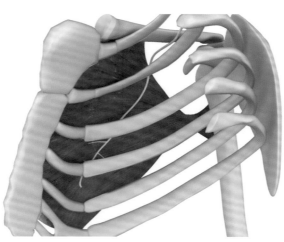

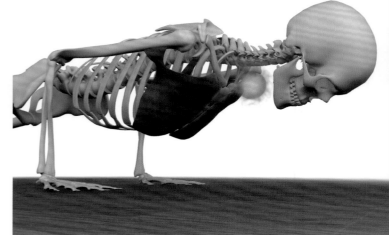

胸大肌和胸小肌的行動和喚醒

▶ 行動

帶動手臂內收並內旋。

從直臂到屈肘。

手臂和肩膀下壓。

東方延展式可以伸展和喚醒胸大肌和胸小肌。

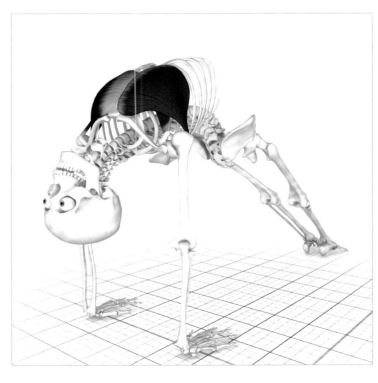

▶ 喚醒

四肢支撐式：上半身穩定要靠胸大肌和胸小肌（前鋸肌也參與其中）。

胸部肌群的伸展和收縮

上提的手臂可以伸展同側胸大肌的下肌纖維。收縮下面手臂的胸小肌，會把同側的肩胛骨往前拉。收縮下手臂的菱形肌，可以穩定肩胛骨，抬高肋骨。上手臂那側的胸大肌離心收縮，有助於牛面二式的伸展動作。

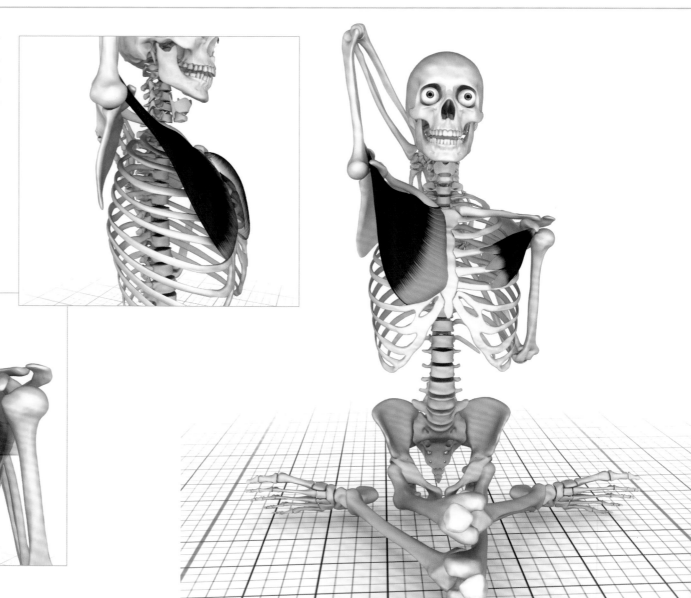

解剖學小測驗

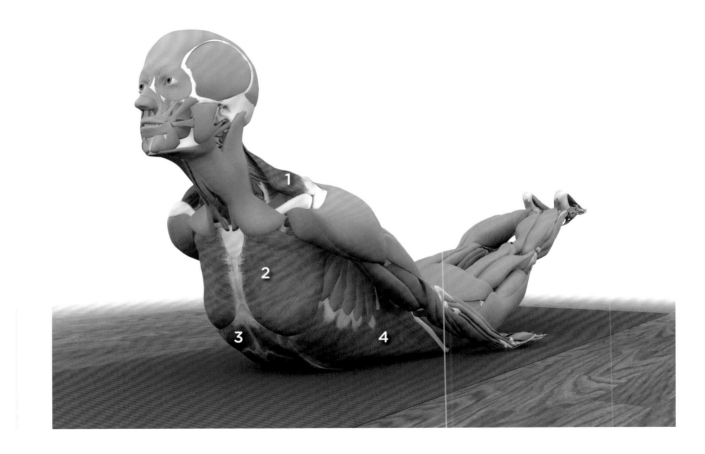

1 _____

2 _____

3 _____

4 _____

解剖學小測驗

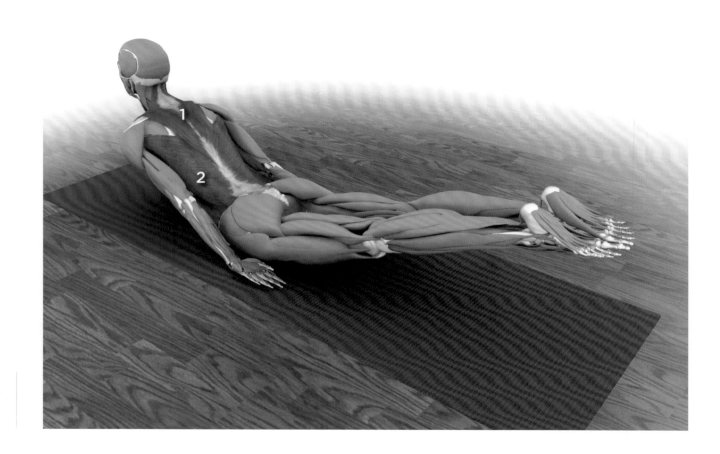

1 _____

2 _____

答案詳見 www.BandhaYoga.com

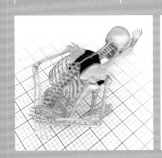

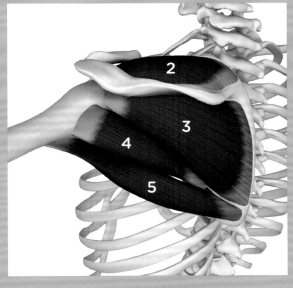

PART 3
肩帶和上臂
Shoulder Girdle &
Upper Arms

 肩旋轉肌群

1	肩胛下肌
2	棘上肌
3	棘下肌
4	小圓肌
5	大圓肌

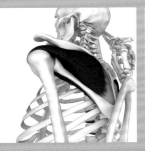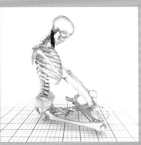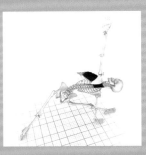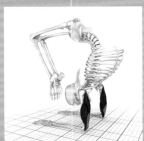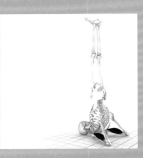

肩帶和上臂的各個肌肉

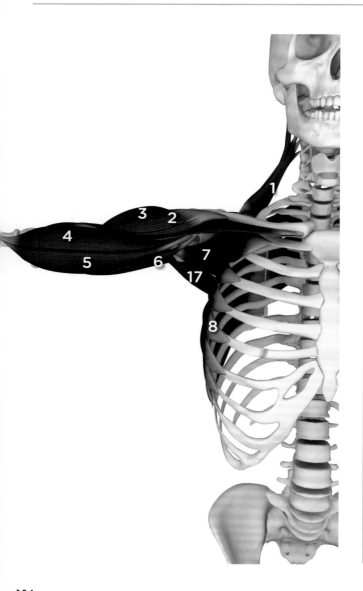
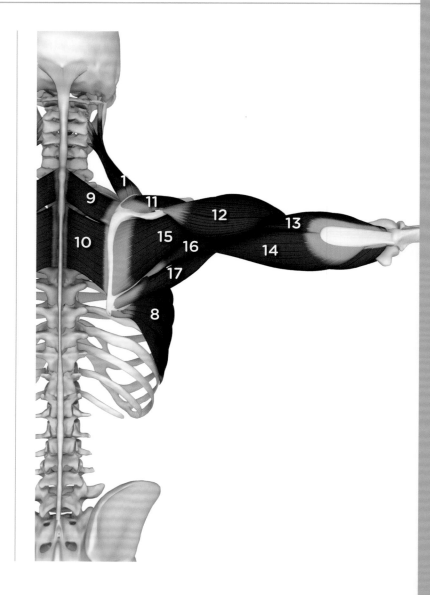

1	提肩胛肌
2	前三角肌
3	側三角肌
4	肱二頭肌（長頭）
5	肱二頭肌（短頭）
6	喙肱肌
7	肩胛下肌
8	前鋸肌
9	小菱形肌
10	大菱形肌
11	棘上肌
12	後三角肌
13	肱三頭肌（短頭）
14	肱三頭肌（長頭）
15	棘下肌
16	小圓肌
17	大圓肌

肩胛骨的動作

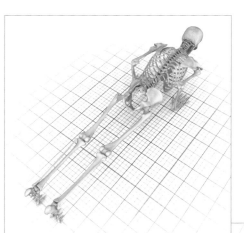

▶ **外展**（前推）

四肢支撐式

▶ **內收**（後收）

勇士二式

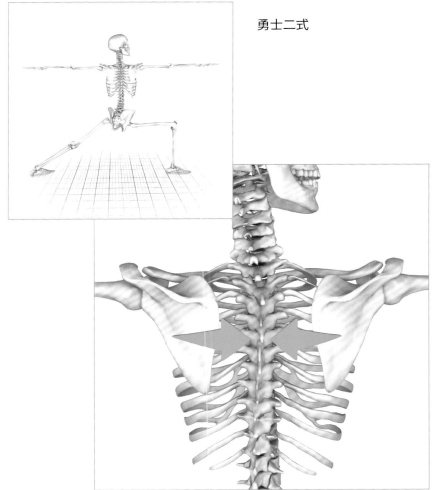

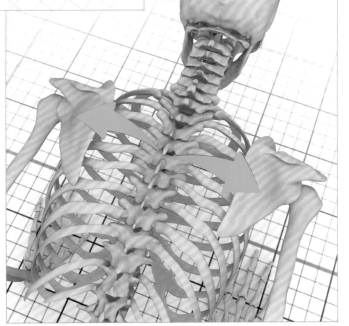

肩胛骨的動作

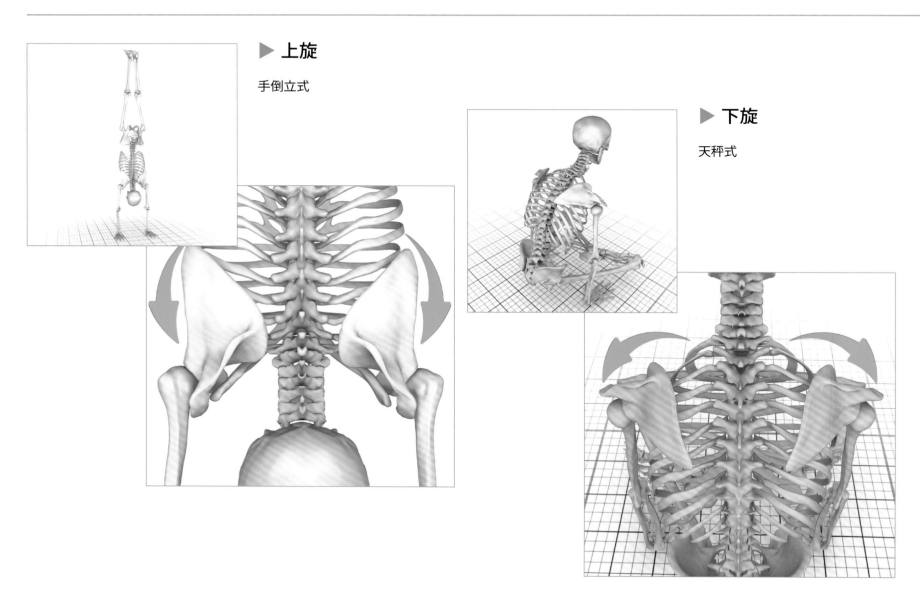

▶ 上旋

手倒立式

▶ 下旋

天秤式

上臂的動作

▶ 屈曲

手臂上舉式

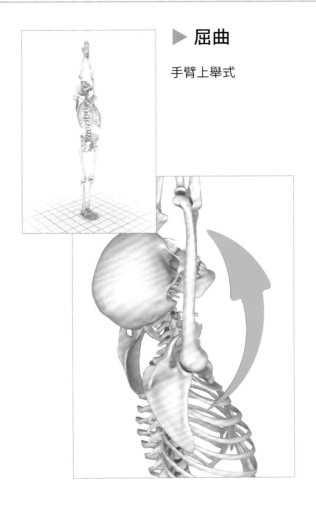

▶ 伸張

東方延展式

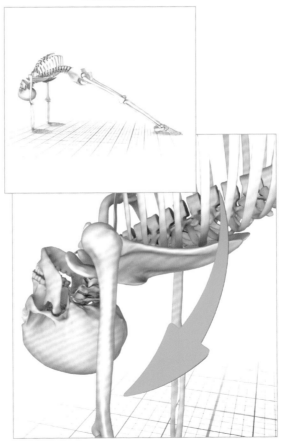

▶ 外展

勇士二式

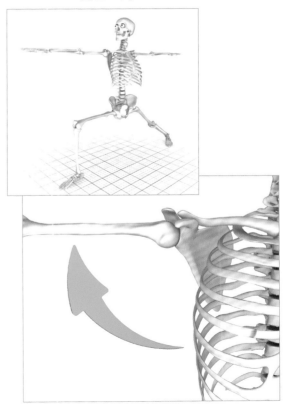

上臂的動作

▶ **內收**

馬面式

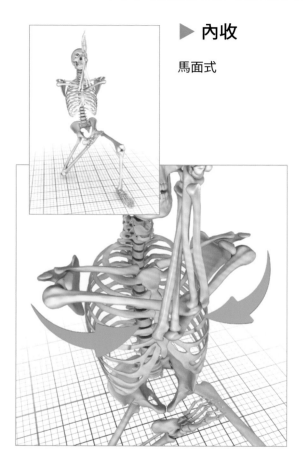

▶ **外旋**

牛面二式

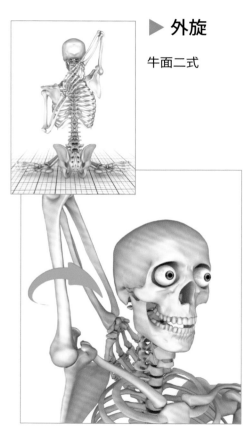

▶ **內旋**

加強側伸展式

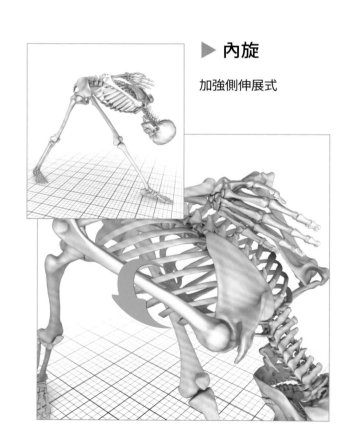

Chapter14
菱形肌
Rhomboids

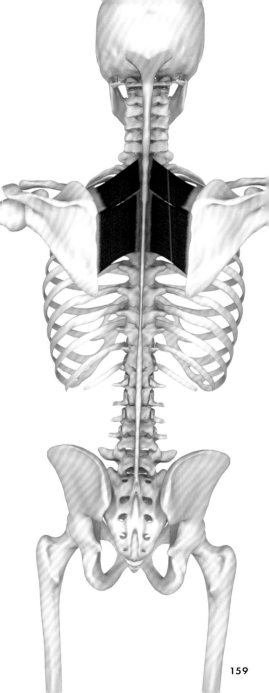

▶ 菱形肌和提肩胛肌

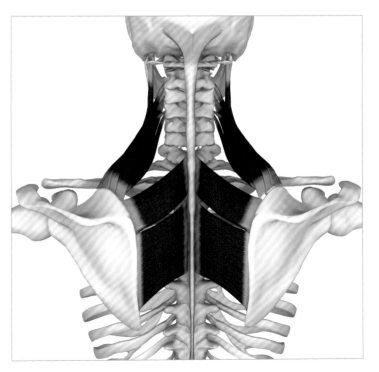

大菱形肌和小菱形肌都是扁平
的長方形肌肉，起自脊椎棘突
和背部中線的韌帶，止於肩胛
骨內緣。收縮大小菱形肌，會
把肩胛骨拉向中線，開展胸
部。練習鷹式等體式可以伸展
菱形肌。收縮菱形肌可以穩定
肩胛骨並提高肋骨（搭配胸小
肌的閉鎖鏈收縮）。菱形肌最
直接的拮抗肌是前鋸肌。提肩
胛肌是菱形肌的協同肌肉，協
助菱形肌提升和旋轉肩胛骨。

菱形肌的起止端、神經分布和脈輪

▶ 起端

1）**大菱形肌**：第2-5胸椎棘突和棘上韌帶。

2）**小菱形肌**：第7頸椎棘突、第1胸椎棘突、項韌帶下段、棘上韌帶。

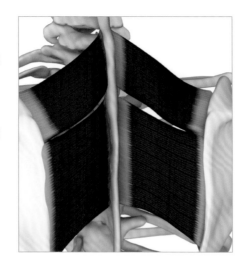

▶ 止端

1）**大菱形肌**：肩胛骨內緣到肩胛骨下角。

2）**小菱形肌**：肩胛骨內緣上端。

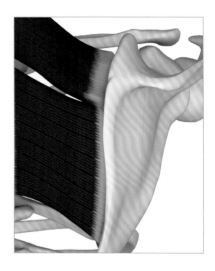

▶ 神經分布和脈輪

神經分布：背肩胛神經（第5頸神經）。

脈輪：圖中紫色光亮處的第5脈輪。

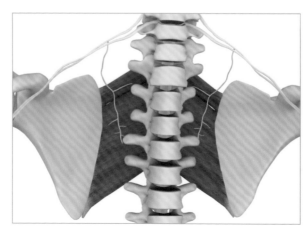

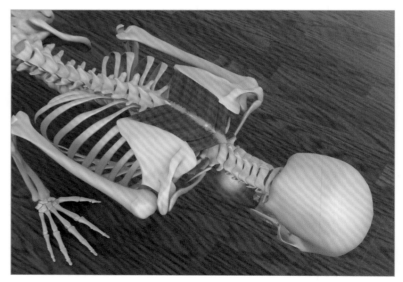

菱形肌的拮抗肌和協同肌

▶ 胸大肌

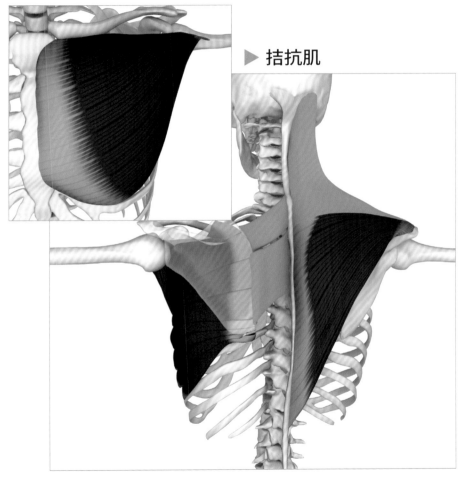

▶ 拮抗肌

▶ 協同肌

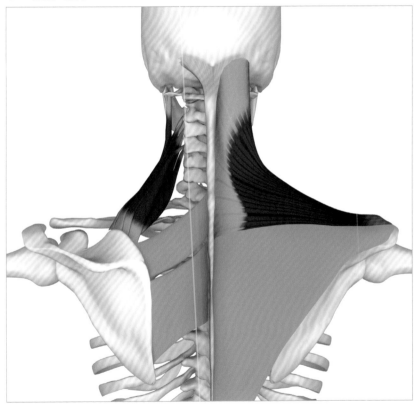

前鋸肌（此處從肩胛骨透視看進去）、斜方肌（下肌纖維）
和胸大肌（胸肋段，見左上角圖示）。

提肩胛肌和斜方肌（上肌纖維）。

菱形肌的行動和喚醒

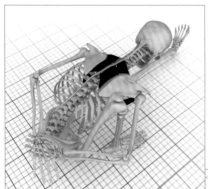

▶ 行動

穩定肩胛骨,帶動肩胛骨後收
(內收)、下轉。

有助於擴展前胸。

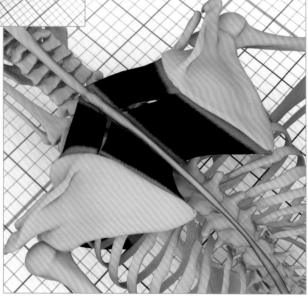

▶ 喚醒

在聖哲馬里奇一式和勇士二式,
收縮菱形肌可以讓前胸擴展。

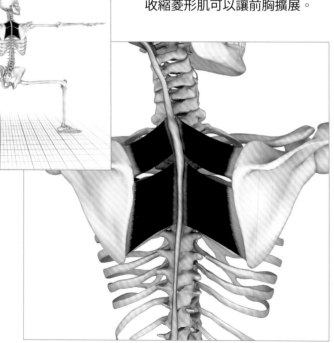

菱形肌的收縮和伸展

練習三角式時，要收縮菱形肌，以對抗前鋸肌的動作（前鋸肌此時也是收縮的）。這動作可以穩定肩胛骨，把胸部轉向正前方。

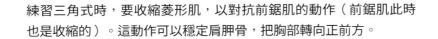

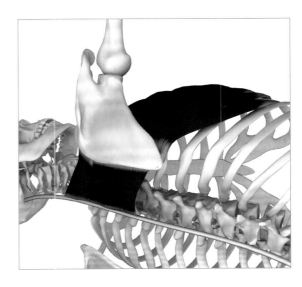

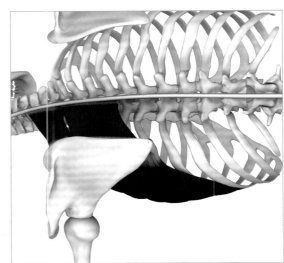

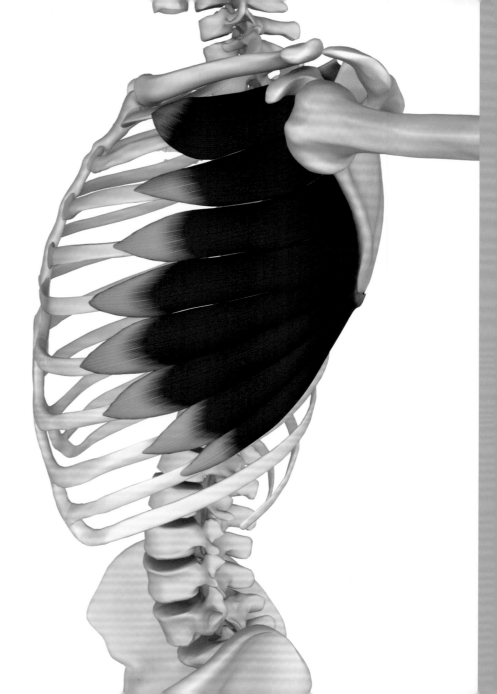

Chapter15
前鋸肌
Serratus Anterior

前鋸肌位於胸壁的外側,外觀看起來像鋸齒,是典型的多頭肌肉。起自上面9根肋骨的上緣,止於肩胛骨的內緣。前鋸肌收縮,會把肩胛骨往前拉,使之遠離中線,前鋸肌放鬆,肩胛骨才會被其他肌肉拉向中線,讓前胸擴展開來。

前鋸肌肌力不足,做四肢支撐式等體式,會出現所謂的「翼狀肩胛」,也就是肩胛骨內緣翻起。

前鋸肌的起止端、神經分布和脈輪

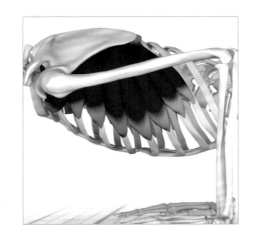

▶ **起端**

第1-9肋骨的外表面和上緣。

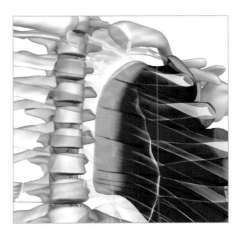

▶ **止端**

肩胛骨內緣的肋面（從前胸透視進去）。

▶ **神經分布和脈輪**

神經分布：長胸神經（第5-7頸神經）。

脈輪：圖中紫色光亮處的第5脈輪。

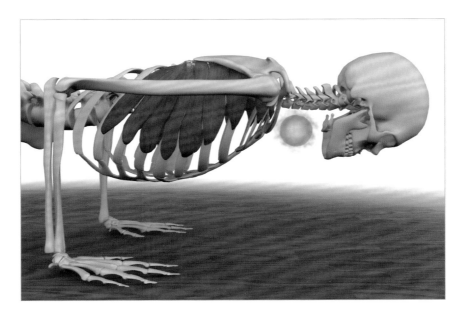

前鋸肌的拮抗肌和協同肌

▶ 拮抗肌

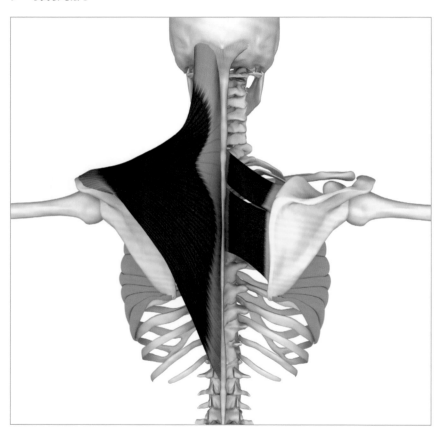

斜方肌（中肌纖維）和大、小菱形肌。

▶ 協同肌

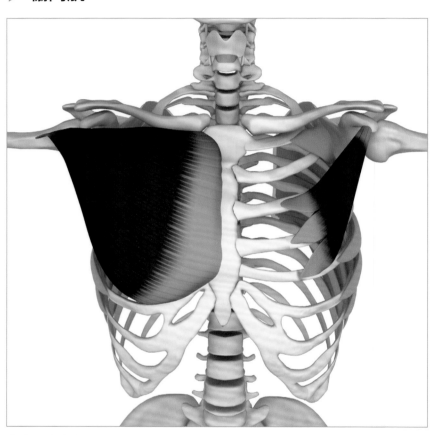

胸大肌和胸小肌。

前鋸肌的行動和喚醒

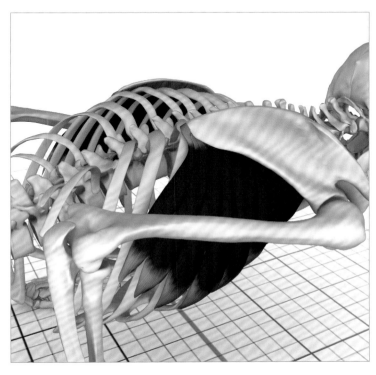

▶ 行動

穩定肩胛骨，帶動肩胛骨外展（前推），避免雙臂撐推時，肩胛骨內緣翻起或「翼狀肩胛」。

協助肩胛骨轉動。

▶ 喚醒

在四肢支撐式，要收縮前鋸肌，避免翼狀肩胛。

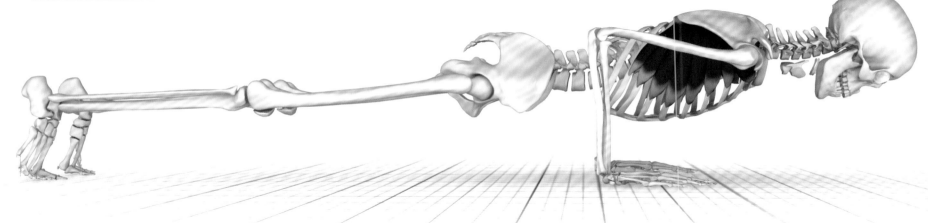

前鋸肌的收縮和伸展

練習三角式時，要收縮前鋸肌，把肩胛骨拉離中線，手臂往上伸張。如此一來，這動作就會與此時同樣收縮的菱形肌相抗衡。再細膩調整這2塊相抗衡的肌肉，以利前胸轉動和擴展。

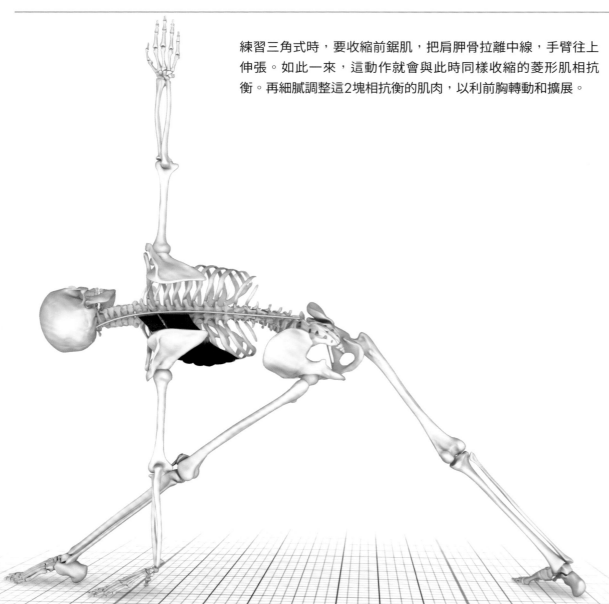

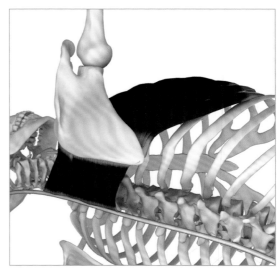

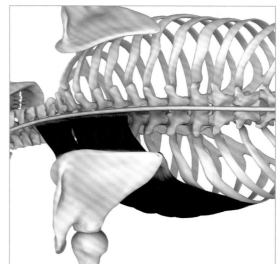

Chapter16
三角肌
Deltoids

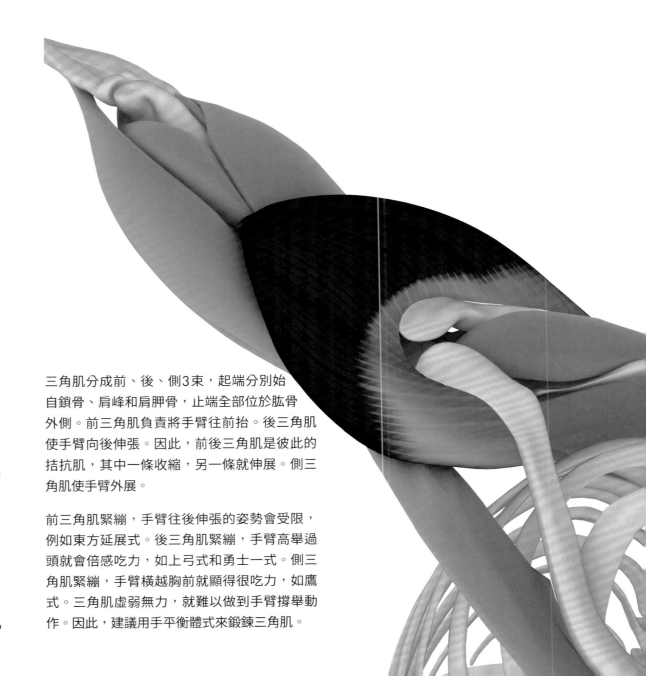

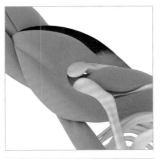

▶ 後三角肌

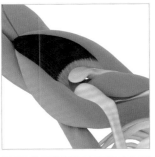

▶ 側三角肌

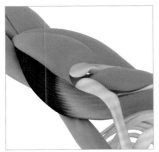

▶ 前三角肌

三角肌分成前、後、側3束,起端分別始自鎖骨、肩峰和肩胛骨,止端全部位於肱骨外側。前三角肌負責將手臂往前抬。後三角肌使手臂向後伸張。因此,前後三角肌是彼此的拮抗肌,其中一條收縮,另一條就伸展。側三角肌使手臂外展。

前三角肌緊繃,手臂往後伸張的姿勢會受限,例如東方延展式。後三角肌緊繃,手臂高舉過頭就會倍感吃力,如上弓式和勇士一式。側三角肌緊繃,手臂橫越胸前就顯得很吃力,如鷹式。三角肌虛弱無力,就難以做到手臂撐舉動作。因此,建議用手平衡體式來鍛鍊三角肌。

三角肌的起止端、神經分布和脈輪

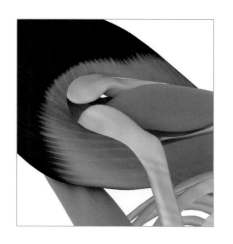

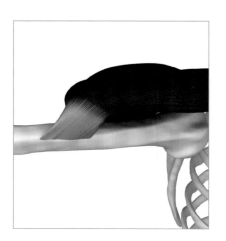

▶ 起端

前三角肌：鎖骨外⅓的前緣。

側三角肌：肩峰突外側緣。

後三角肌：肩胛棘。

▶ 止端

肱骨幹側表面的三角肌粗隆。

▶ 神經分布和脈輪

神經分布：腋神經（第5-6頸神經）。

脈輪：圖中紫色光亮處的第5脈輪。

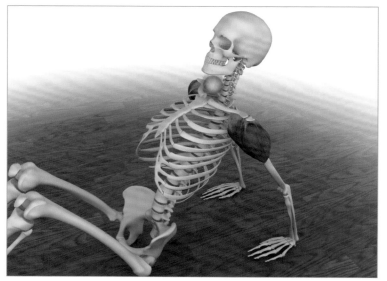

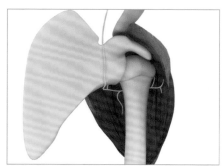

前三角肌的拮抗肌和協同肌

▶ 拮抗肌

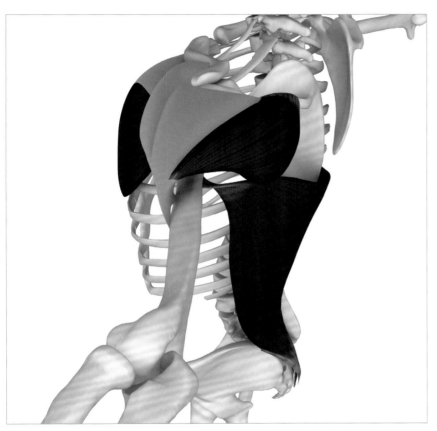

後三角肌、背闊肌和胸大肌（胸肋段）。

▶ 協同肌

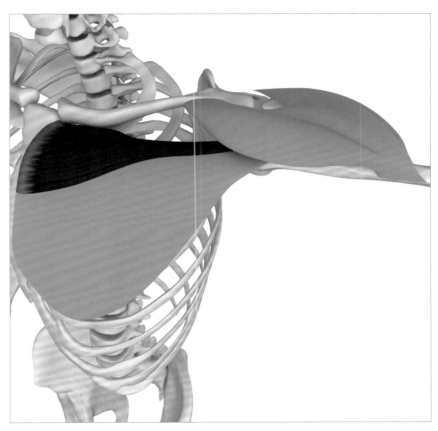

胸大肌（鎖骨段）。

側三角肌的拮抗肌和協同肌

▶ 拮抗肌

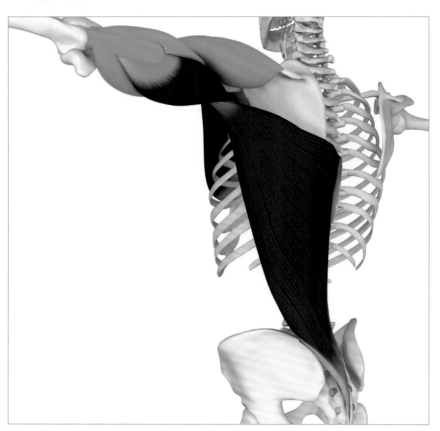

胸大肌、背闊肌、肱三頭肌（長頭）。

▶ 協同肌

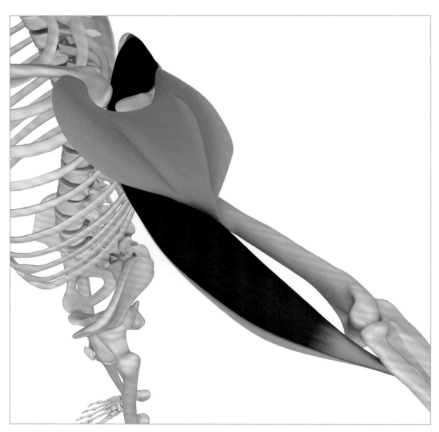

棘上肌和肱二頭肌（長頭）。

172

後三角肌的拮抗肌和協同肌

▶ 拮抗肌

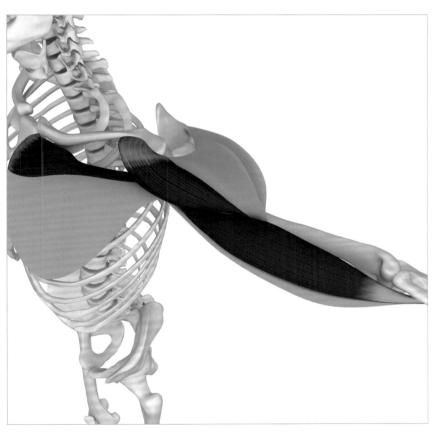

前三角肌、肱二頭肌（長頭）、胸大肌（鎖骨段）。

▶ 協同肌

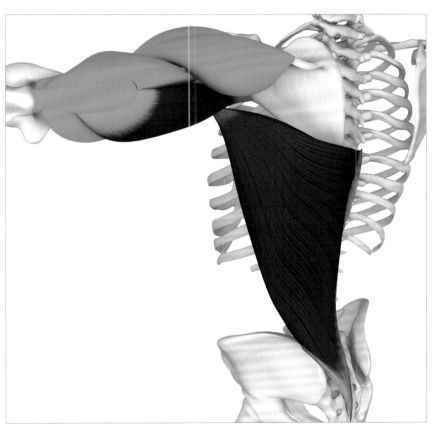

背闊肌和肱三頭肌（長頭）。

173

三角肌的行動和喚醒

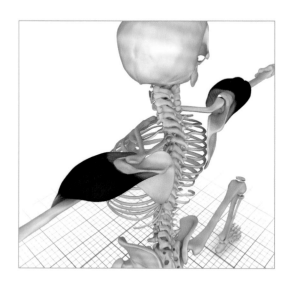

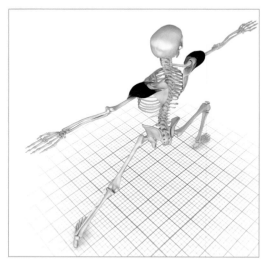

▶ 行動

在勇士二式，收縮側三角肌，帶動兩隻手臂外展。
不過，手臂外展這動作一開始是由肩旋轉肌群的棘
上肌啟動的。

▶ 喚醒

建議練習東方延展式，收縮後三角肌，讓兩隻手臂
向後伸張，此時前三角肌、肱二頭肌、胸大肌處於
伸展狀態。

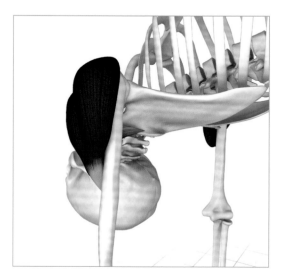

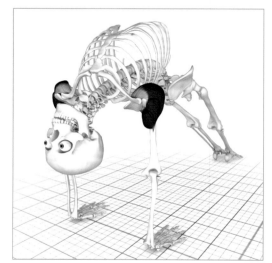

三角肌的收縮和伸展

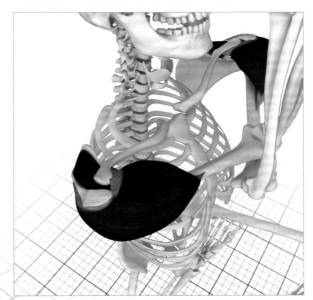

▶ 側三角肌和後三角肌的伸展

在馬面式,側三角肌和後三角肌得到伸展。接著胸大肌收縮,以加強手臂交叉前胸的行動。

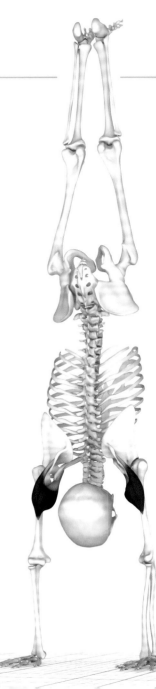

▶ 前三角肌的收縮

在樹式,前三角肌收縮,後三角肌、背闊肌、斜方肌的下肌纖維處於伸展狀態。

Chapter17
肩旋轉肌群
Rotator Cuff

肩旋轉肌群由4塊肌肉組成：肩胛下肌、棘下肌、小圓肌和棘上肌。肩胛下肌和棘下肌互為彼此的拮抗肌，兩者帶動的動作方向相反。而小圓肌是棘下肌的協同肌，此處不再詳述。

肩關節（盂肱關節）是由一個球（肱骨頭）和一個淺碟形臼窩（肩盂）組成。肩關節是人體關節當中活動度最大、但穩定性最差的關節，很容易脫臼。（同陰陽之道，活動度越大，穩定度越差。）肩旋轉肌群繞著肱骨頭分布，將之固定在肩關節內。

跟深層骨盆肌一樣，儘管我們平日一直使用肩旋轉肌群，但不會意識到它的存在。某些瑜伽體式能喚醒我們對肩旋轉肌群的覺知。一旦我們察覺得到肩旋轉肌群，就可以有意識地收縮或放鬆它，使瑜伽練習臻於完善。

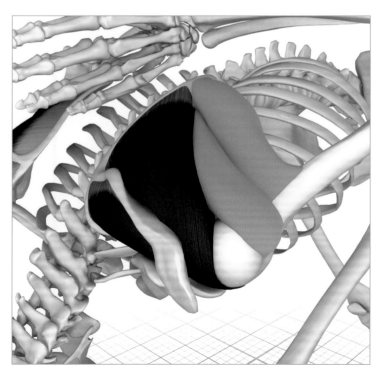

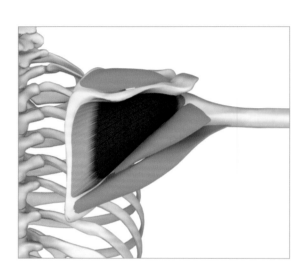

▶ 棘下肌

棘下肌始自肩胛骨後表面（背面），止於較外側的肱骨大結節。收縮棘下肌，會帶動上臂向外轉。肩胛下肌和棘下肌是典型的拮抗關係。

棘下肌緊繃，肱骨內旋的幅度會受限，練習加強側伸展式尤其明顯。但在上弓式，棘下肌如果力量不足，就難以外旋肱骨。

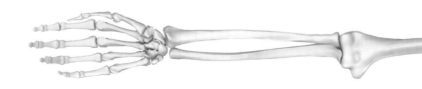

▶ 棘上肌

棘上肌起自肩胛骨後表面（軀幹背側），止於棘下肌前面的肱骨大結節。手臂外展是靠棘上肌啟動。棘上肌受傷了，身體會用斜方肌、三角肌等輔助肌肉完成此行動。

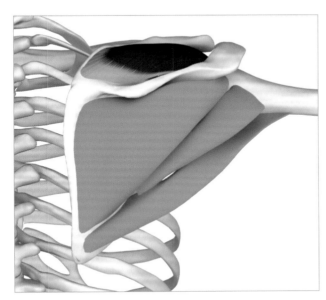

棘上肌（後視圖）

在所有肩旋轉肌群當中，棘上肌是最常受傷的一塊肌肉，棘上肌的肌腱在肩胛骨肩峰下表面遭到夾擠。在瑜伽體式當中，上犬式和上弓式可能會發生夾擠問題。但如果把肱骨向外轉、肩胛骨向內轉，就可以防範避免夾擠的問題。

棘上肌緊繃，要將手臂越過胸前會感到很吃力（如鷹式）。棘上肌受傷，會影響手臂外展的動作，做手臂外展的體式（如勇士二式）會聳肩。

▶ 肩胛下肌

肩胛下肌起自肩胛骨內側（腹面），止於肱骨頭門鈕狀的「小結節」。收縮肩胛下肌，會帶動肱骨向內轉。若肩胛下肌僵緊，遇到上弓式這樣的體式，會無法將上臂向外轉（外旋）。肩胛下肌缺乏力量，做加強側伸展式會大大受限。

肩旋轉肌群的起止端、神經分布和脈輪

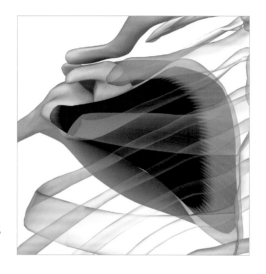

▶ 肩胛下肌的起端

肩胛骨前表面的肩胛下窩（此圖是穿透前胸看過去）。

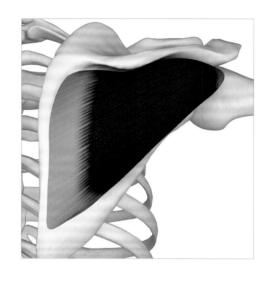

▶ 棘下肌的起端

肩胛骨的棘下窩。

▶ 肩胛下肌的止端

肱骨小結節和肩關節囊（下部）。

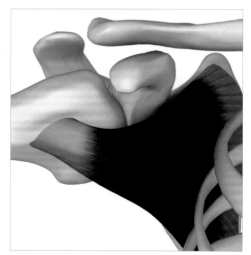

▶ 棘下肌的止端

肱骨大結節的中間小面和肩關節囊（俯視圖）。

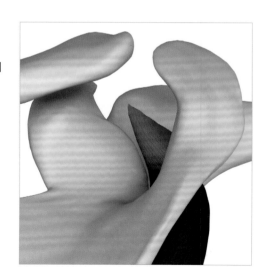

▶ 棘上肌的起端

（後視圖）肩胛骨的棘上窩。

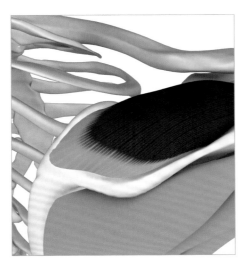

▶ 棘上肌的止端

（前視圖）肱骨大結節的上部
和肩關節囊。

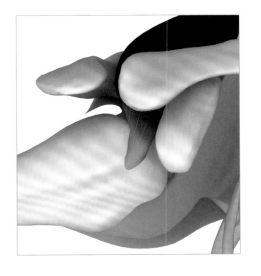

▶ 神經分布和脈輪

神經分布——肩胛下肌：上肩胛下神經和下肩胛下神
經（第5-6頸神經）。

神經分布——棘下肌：肩胛上神經（第5-6頸神經）。

神經分布——棘上肌：肩胛上神經（第5-6頸神經）。

脈輪：圖中紫色光亮處的第5脈輪。

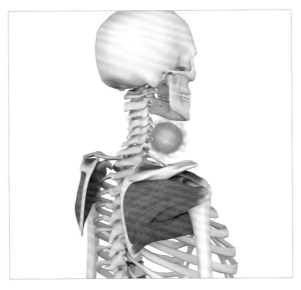

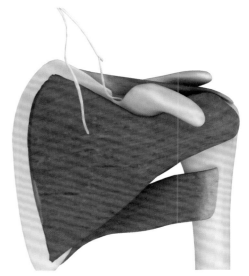

肩胛下肌的拮抗肌和協同肌

▶ 拮抗肌

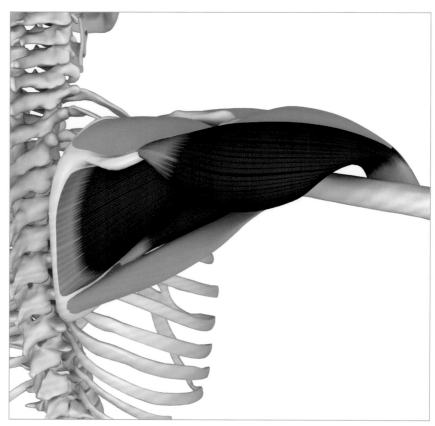

棘下肌、後三角肌和小圓肌。

▶ 協同肌

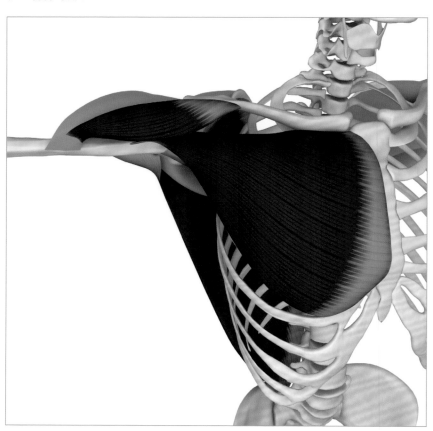

胸大肌、背闊肌和前三角肌。

棘下肌的拮抗肌和協同肌

▶ 拮抗肌

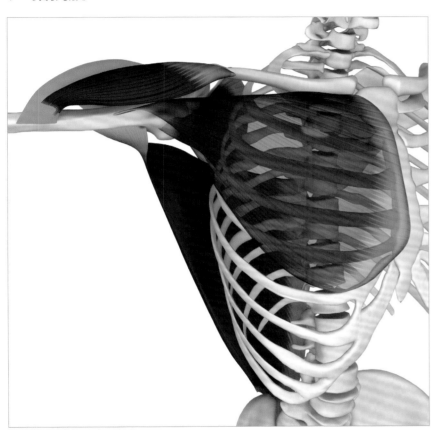

肩胛下肌、背闊肌、胸大肌和前三角肌。

▶ 協同肌

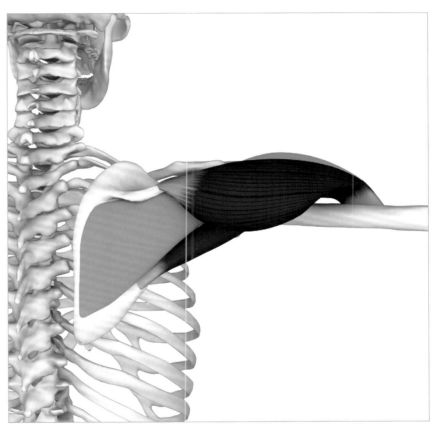

小圓肌和後三角肌。

棘上肌的拮抗肌和協同肌

▶ 拮抗肌

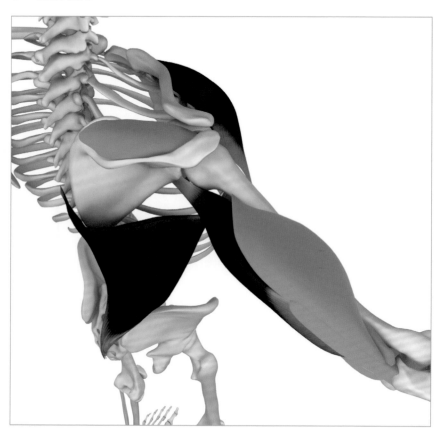

胸大肌、背闊肌和肱三頭肌（長頭）。

▶ 協同肌

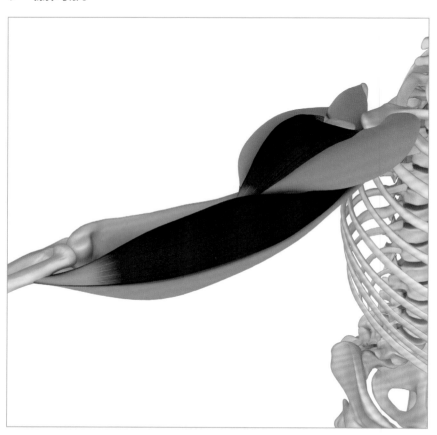

側三角肌和肱二頭肌（長頭）。

肩胛下肌和棘下肌的收縮和伸展

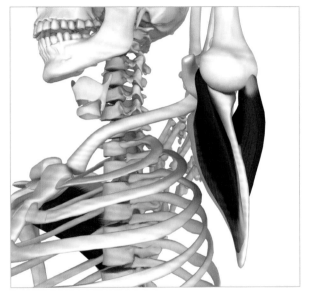

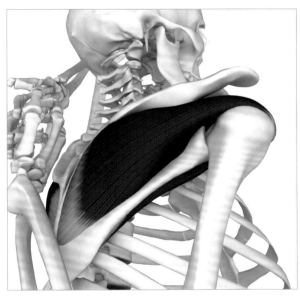

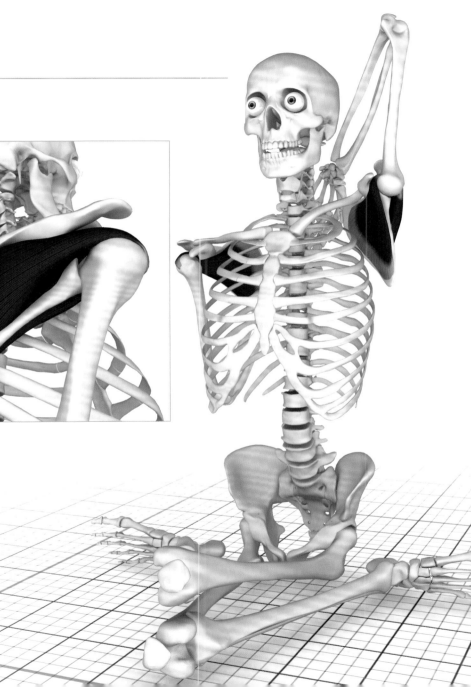

牛面二式：先看上方那隻手臂，那隻手臂的棘下肌是收縮的，肩胛下肌伸展。下方這隻手臂的肩胛下肌收縮，棘下肌伸展。

棘上肌的收縮和伸展

▶ 收縮

棘上肌收縮，會帶動手臂外展，穩固盂肱關節。

在勇士二式，手臂外展動作起先由棘上肌啟動，爾後才由側三角肌來強化和維持臂膀外展的動作。

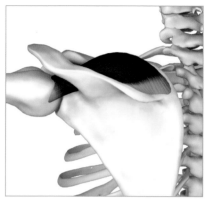

▶ 伸展

在馬面式時，棘上肌伸展。接著收縮同側的胸大肌，進一步將上臂朝對側方向帶，從而加強雙臂交叉的行動。

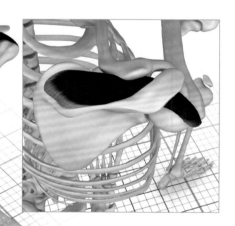

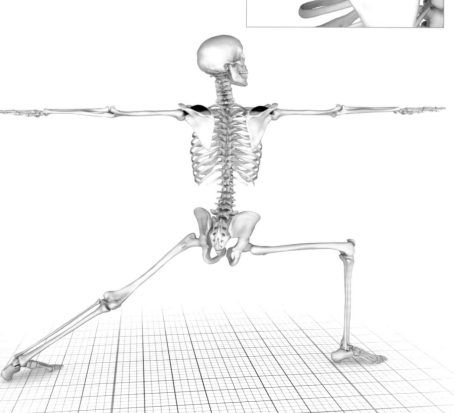

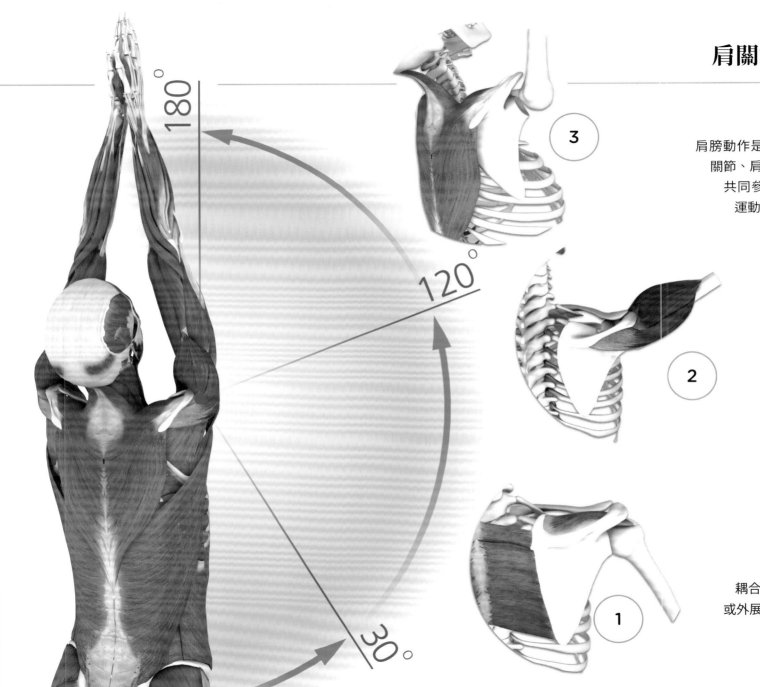

肩關節的生物力學

肩膀動作是靠盂肱關節、肩胛胸廓關節、肩鎖關節這3個獨立的關節共同參與所完成，也就是耦合運動模式。

肱骨外展和上抬始自於肩胛骨的穩定。

1）啟動盂肱關節（肱骨）外展動作的是棘上肌。

2）肱骨外展到差不多120度，由三角肌維持此動作。

3）最後再由斜方肌把肩胛骨向外轉，完成肩外展動作。

耦合運動模式在需要手臂抬高或外展的瑜伽體式很常見。

夾擠

肩峰下滑液囊是一個充滿液體的囊狀構造，協助肩旋轉肌群在肩峰下滑動。但如果肩峰下滑液囊在肱骨大結節和肩峰之間受擠壓，就造成所謂的夾擠，引發肩膀疼痛。

收縮棘下肌，帶動肱骨外旋，並把肱骨大結節帶離肩峰。收縮肱三頭肌長頭，肩峰會朝身體中線的方向轉，遠離肱骨大結節。因此，收縮棘下肌和肱三頭肌可以在肩峰和肱骨大結節之間製造空間，避免滑液囊遭夾擠。

在做手臂高舉過頭的體式，收縮棘下肌和肱三頭肌，將肱骨和肩胛骨向外轉。

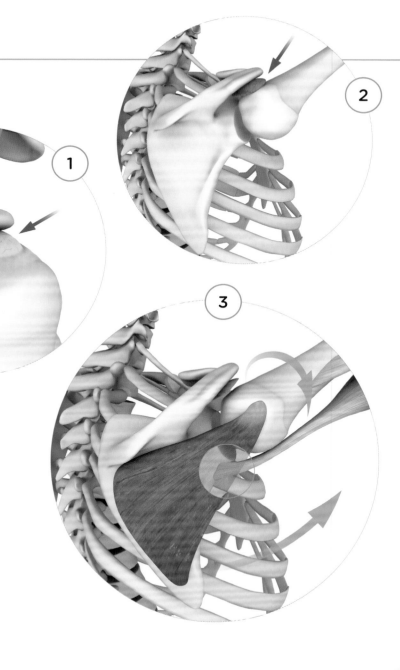

▶ 下犬式

Chapter18
肱二頭肌
Biceps Brachii

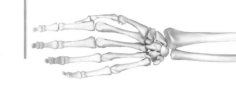

▶ 肱二頭肌

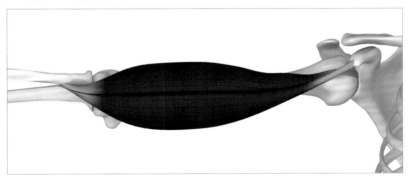

▶ 肱肌

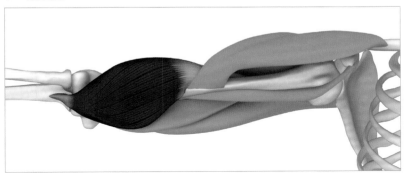

肱二頭肌，顧名思義有2個頭，狀似紡錘。短頭起自於肩胛骨喙突（烏鴉喙），離胸小肌的止端很近。當手肘固定不動時，收縮短頭會帶動肩胛骨前傾。長頭起自於肩胛骨的肩盂頂部，繞過肱骨頭，止於肱二頭肌溝（韌帶將肱二頭肌長頭拴在溝槽內）。在手肘固定的情況下收縮長頭，肱骨頭會下壓（下降），跟關節的接合更穩定。

2束肌肉最後匯成肌腱，止於橈骨結節。肱二頭肌一收縮，前臂旋後（掌心向上）。再進一步收縮，就會產生屈肘的動作。

肱二頭肌緊繃，做某些體式會受限，如東方延展式。肱二頭肌缺乏力量，做肩立式也不容易。

肱肌是肱二頭肌的協同肌，協助肱二頭肌屈肘。

肱二頭肌的起止端、神經分布和脈輪

▶ 起端

長頭：起自於盂上結節。

短頭：肩胛骨喙突的尖端處。

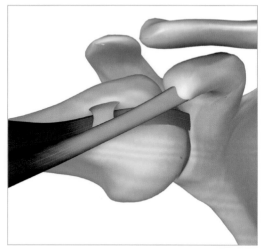

▶ 止端

橈骨結節。

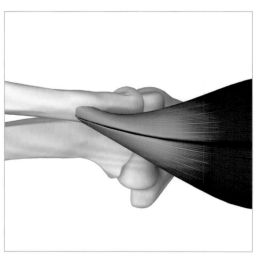

▶ 神經分布和脈輪

神經分布：肌皮神經（第5-6頸神經）。

脈輪：圖中紫色光亮處的第5脈輪。

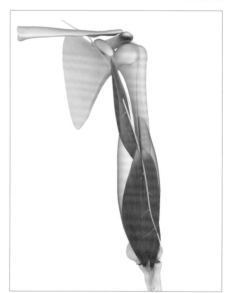

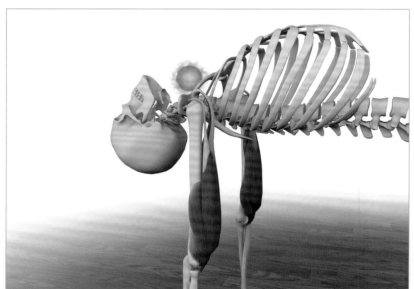

肱二頭肌的拮抗肌和協同肌

▶ 拮抗肌

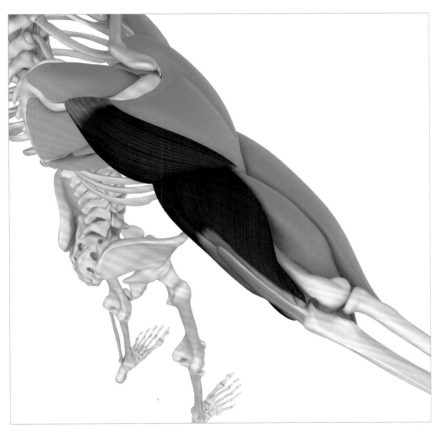

肱三頭肌和後三角肌。

▶ 協同肌

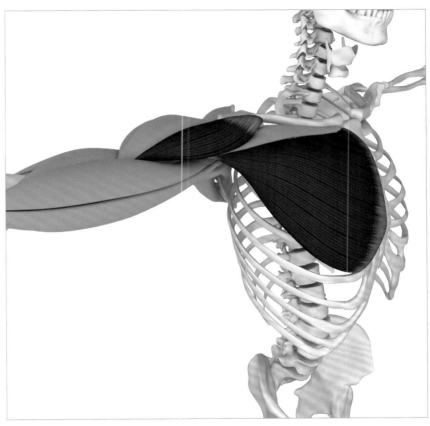

前三角肌和胸大肌（胸肋段）。

肱二頭肌的收縮和伸展

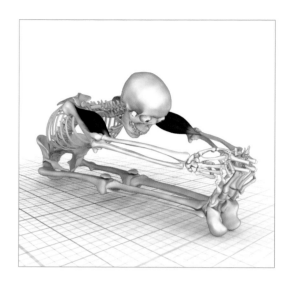

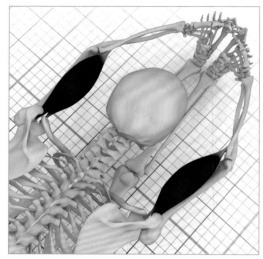

▶ 收縮

練習加強背部伸展式時，收縮肱二頭肌，屈肘，把上半身往前拉。這股拉力最後會影響到骨盆，導致骨盆前傾。坐骨結節被往後拉，伸展大腿後側肌肉群。

▶ 伸展

在東方延展式，肱二頭肌伸展。收縮肱三頭肌和後三角肌，可強化此動作。

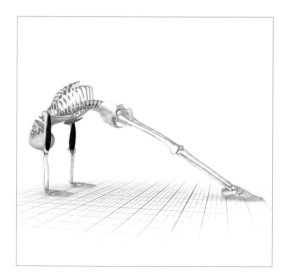

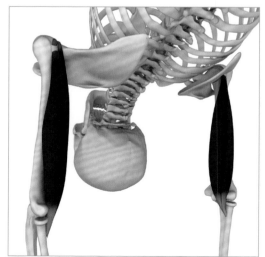

肱二頭肌的行動和喚醒

在肩立式，收縮肱二頭肌，屈肘，前臂旋後。這個動作可以穩定背部，強化肱二頭肌和肱肌。

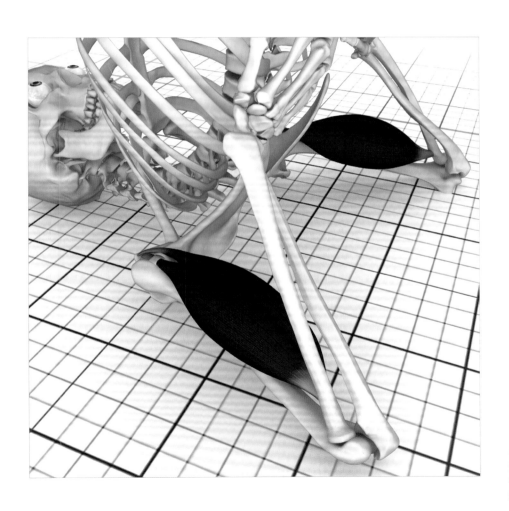

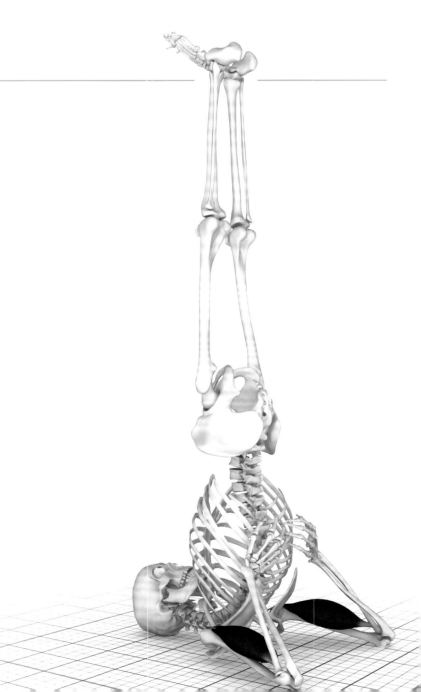

Chapter19
肱三頭肌
Triceps Brachii

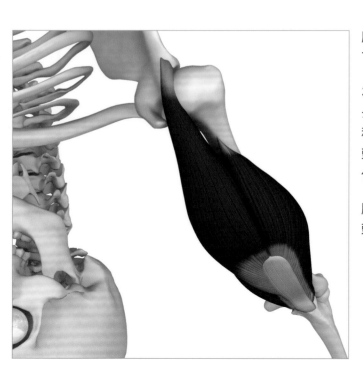

肱三頭肌有3個頭，位在手臂背面。內側頭和短頭起自肱骨。長頭起自盂下緣。3束肌肉在遠端匯成1條肌腱，止於尺骨（前臂骨）鷹嘴突。

3個頭全部收縮，手肘就伸直了（如下犬式）。在前臂固定的情況下收縮長頭，會把肩胛骨往上轉。肩胛骨往上轉，會增加肱骨頭和淺盂的接觸面積，讓肩關節更穩定。收縮肱三頭肌還會把肩峰往內移，拉開肩峰與肱骨頭的距離，防止軟組織被肩峰和肱骨頭夾擠。在後彎和下犬式，這樣做可以保護肩旋轉肌群。

肱三頭肌的收縮能打開肘部前方（肘前窩），緩解肘部小脈輪的阻塞。肱三頭肌肌力不足，掌握手平衡體式的能力大大受限。

肱三頭肌的起止端、神經分布和脈輪

▶ **起端**　1）**外側頭**：肱骨幹後表面的上半部。

2）**內側頭**：肱骨幹後表面，橈溝遠端。

3）**長頭**：肩胛骨的盂下結節（從腋窩看過去）。

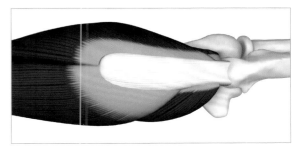

▶ **止端**

尺骨鷹嘴突的後表面（後視圖）。

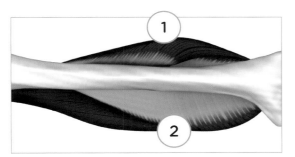

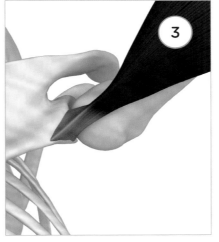

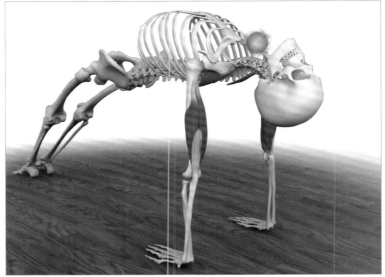

▶ **神經分布和脈輪**

神經分布：橈神經（第7-8頸神經）。

脈輪：圖中紫色光亮處的第5脈輪。

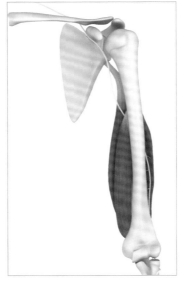

肱三頭肌的拮抗肌和協同肌

▶ 拮抗肌

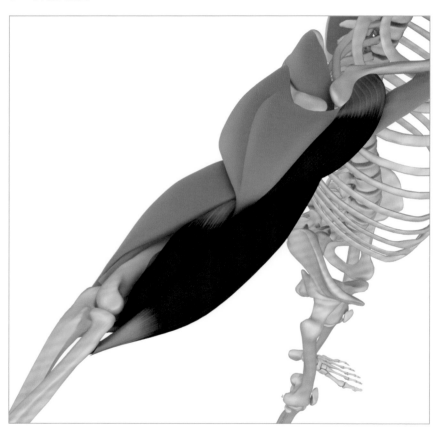

肱二頭肌和前三角肌。

▶ 協同肌

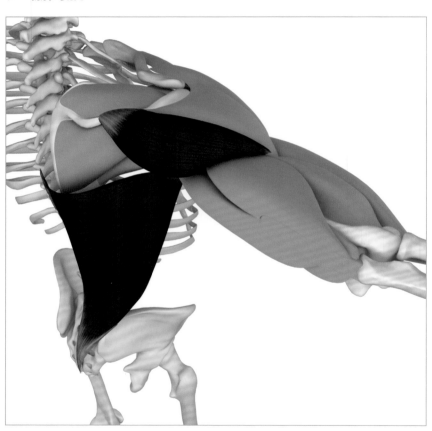

背闊肌和後三角肌。

肱三頭肌的收縮和伸展

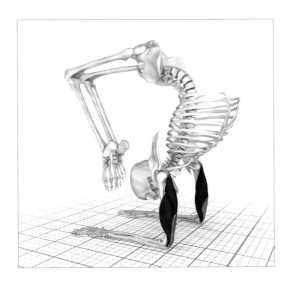

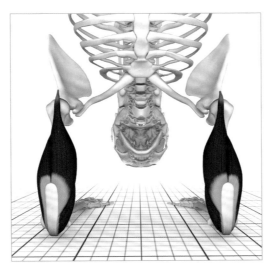

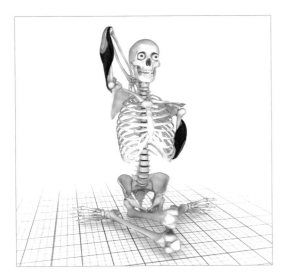

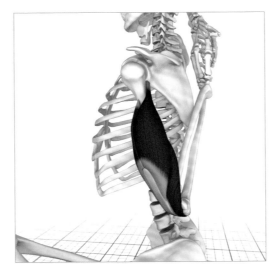

▶ 收縮

練習蠍子式或其他類似體式如孔雀式時,要收縮肱三頭肌,以穩定上臂和肩膀。

▶ 伸展

在牛面二式,上方手臂和下方手臂的肱三頭肌皆充分伸展。

肱三頭肌的行動和喚醒

在上弓式，肱三頭肌收縮，將手肘打直。

肱三頭肌的長頭也會把肩胛骨往上轉，增加肱骨頭和肩盂（肩臼窩）接觸的面積。防範肱骨頭撞擊肩峰。

在上犬式，收縮肱三頭肌，肘關節打直（但不鎖死）伸肘所產生的力量，有助於膝關節伸直，並伸展大腿後側肌肉群。

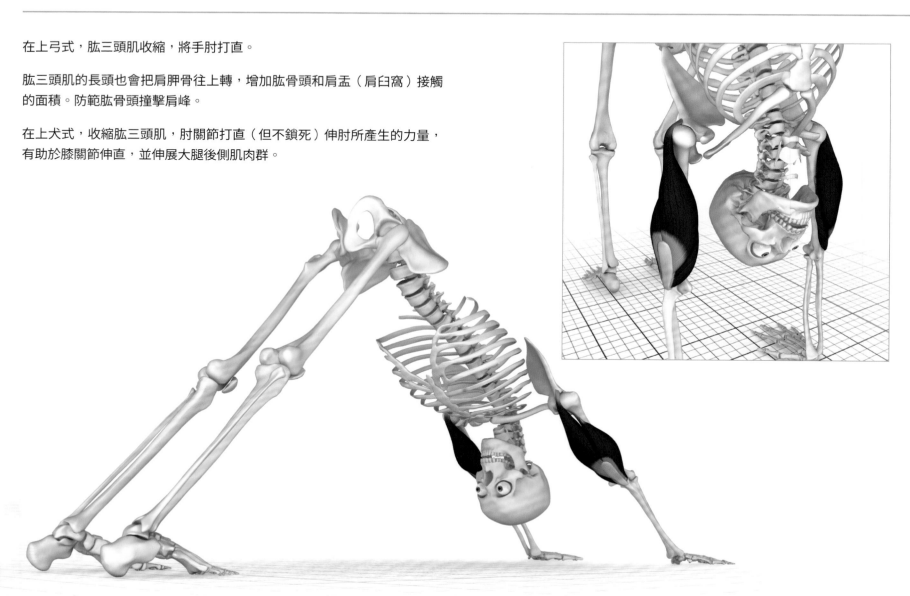

解剖學小測驗

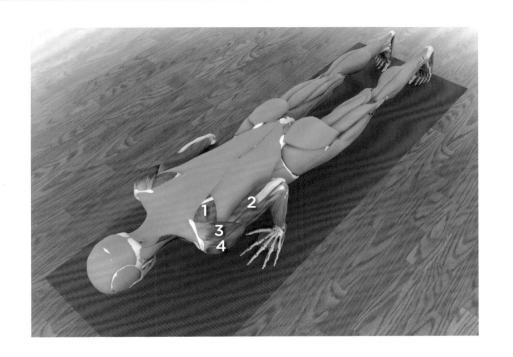

1 _____

2 _____

3 _____

4 _____

5 _____

6 _____

1 _____

2 _____

3 _____

4 _____

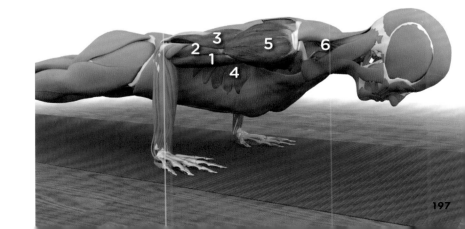

答案詳見 www.BandhaYoga.com

解剖學小測驗

1 _____
2 _____
3 _____
4 _____
5 _____
6 _____

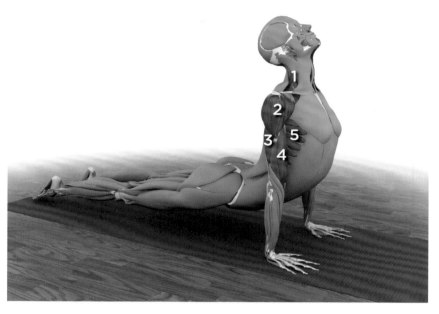

1 _____
2 _____
3 _____
4 _____
5 _____

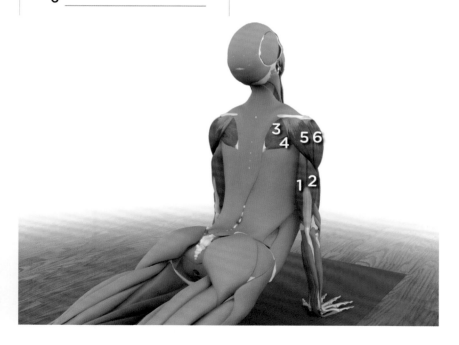

答案詳見 www.BandhaYoga.com

Chapter20
胸鎖乳突肌
Sternocleidomastoid

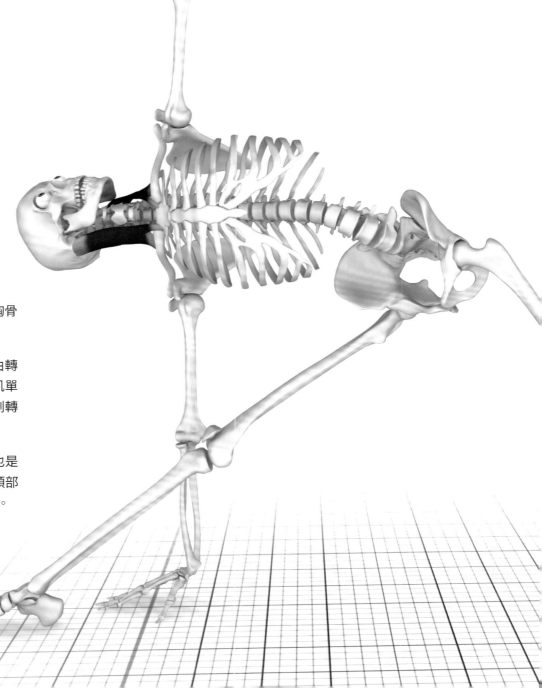

這塊帶狀肌肉有2個頭，位在頸前左右兩側。胸鎖乳突肌起自胸骨和鎖骨，止於顳骨，耳朵後方乳突處。

頭部固定不動時，收縮胸鎖乳突肌，可以抬升胸廓。頭部自由轉動時，收縮胸鎖乳突肌，頸部會往前彎（前屈）。胸鎖乳突肌單側收縮時，會形成2個動作，一是頭往同側偏，二是頭朝對側轉動，從而伸展對側的胸鎖乳突肌。

練習喉鎖，我們是靠胸鎖乳突肌來收束下巴，而一般呼吸，也是靠胸鎖乳突肌來抬升肋骨。胸鎖乳突肌緊繃，練習三角式，頭部轉動幅度受限，在東方延展式，伸張脖子或仰頭的幅度會受限。

胸鎖乳突肌的起止端、神經分布和脈輪

▶ 起端

胸骨柄和鎖骨內側。

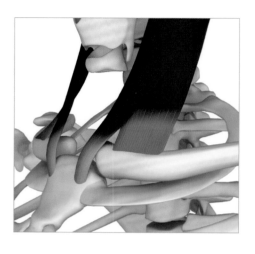

▶ 止端

顳骨乳突。

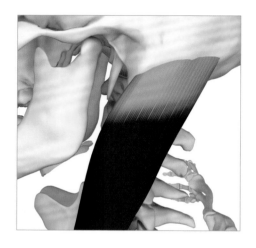

▶ 神經分布和脈輪

神經分布：脊髓副神經（第11腦神經和第2-3頸神經）。

脈輪：圖中紫色光亮處的第5脈輪。

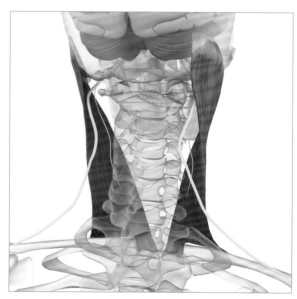

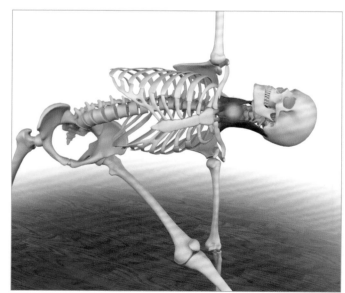

胸鎖乳突肌的拮抗肌和協同肌

▶ 拮抗肌

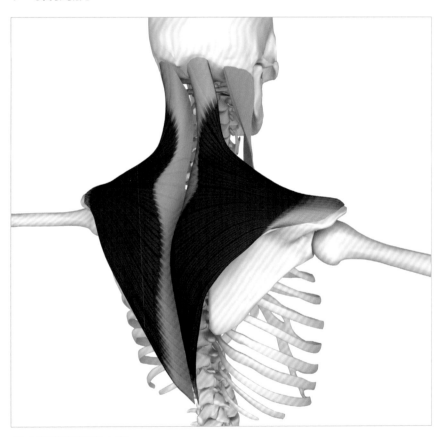

斜方肌和後頸肌肉群。

▶ 協同肌

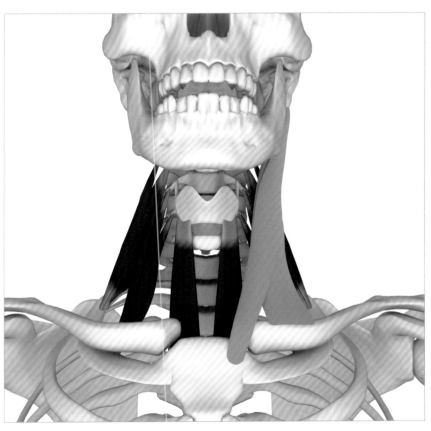

胸骨甲狀肌和斜角肌。

胸鎖乳突肌的行動和喚醒

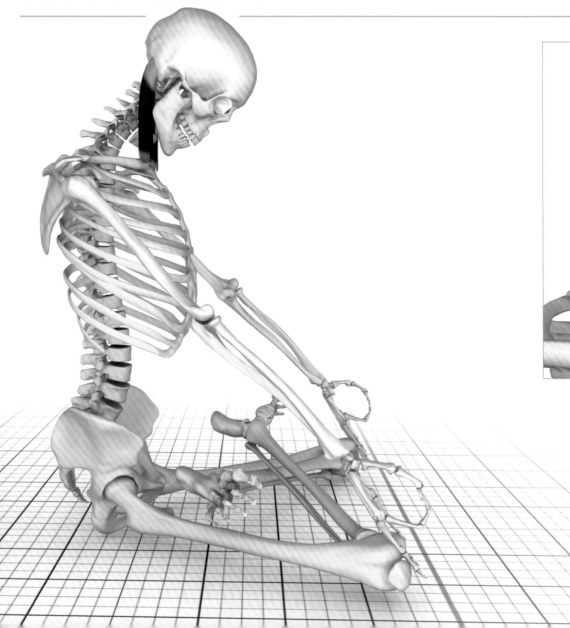

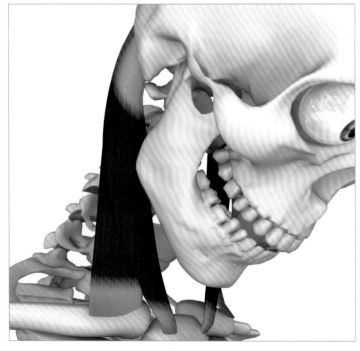

胸鎖乳突肌雙側收縮：頸部前屈，收頜。

胸鎖乳突肌單側收縮：這會形成2個動作，一是頭轉到對側，二是頭朝同一側偏斜。

呼吸時，胸鎖乳突肌閉鎖鏈收縮，可以上提肋骨。

在蓮花式，收縮胸鎖乳突肌，把頭部往胸骨方向拉（收頜）。收頜有助於肋骨上提，強化喉鎖。

胸鎖乳突肌的收縮和伸展

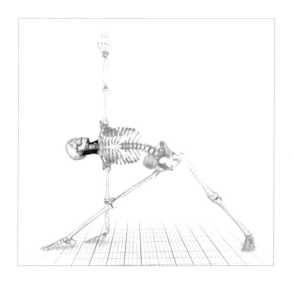

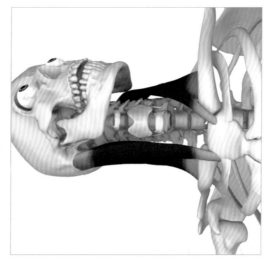

▶ 收縮

在三角式中，收縮下側的胸鎖乳突肌，以拉長上側的胸鎖乳突肌，轉動頭部。

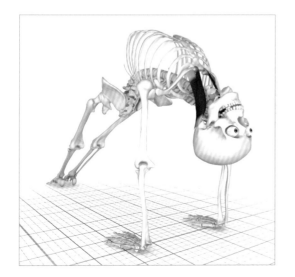

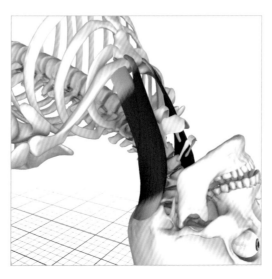

▶ 伸展

在東方延展式，收縮後頸肌群和上斜方肌，伸展兩側胸鎖乳突肌。

Chapter21
小腿和足部
Lower Leg and Foot

小腿和足部是很多瑜伽體式的根基所在。因此，掌握小腿和腳掌的肌肉及功能非常重要。足部的小脈輪有助於點亮第1-2大脈輪。

為了便於理解，我們依照功能來劃分足部肌肉。

也就是讓足部做出屈曲、伸張、外翻、內翻等動作。就足部而言，足部肌肉分為屈趾肌和伸趾肌。

本書圖示會將這些行動的作用肌一一繪出。

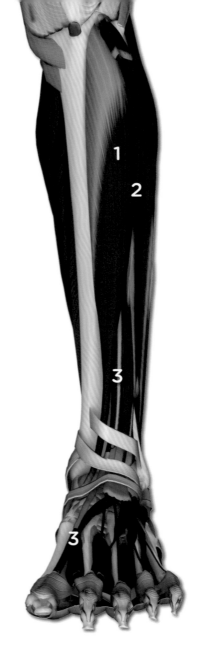

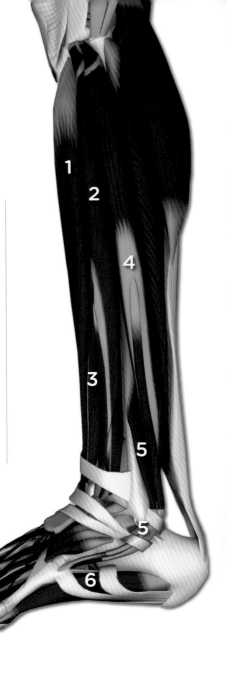

▶ 足部伸肌

1　脛前肌
2　伸趾長肌
3　伸拇趾長肌
4　腓骨長肌
5　腓骨短肌
6　外展小趾肌

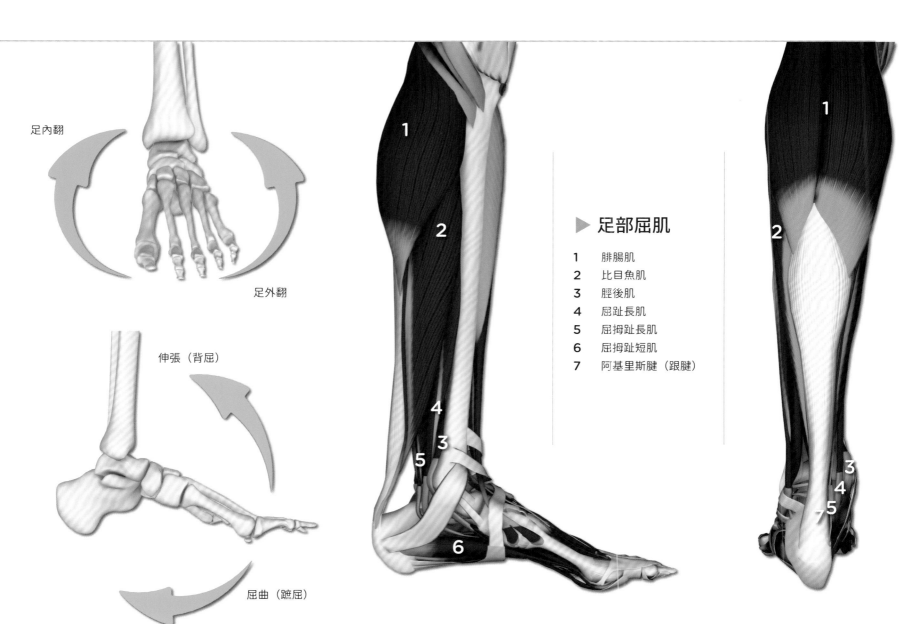

足內翻

足外翻

伸張（背屈）

屈曲（蹠屈）

▶ 足部屈肌

1　腓腸肌
2　比目魚肌
3　脛後肌
4　屈趾長肌
5　屈拇趾長肌
6　屈拇趾短肌
7　阿基里斯腱（跟腱）

足部的動作

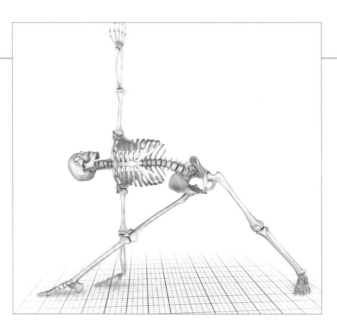

▶ 足外翻

肩立式

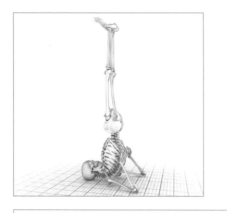

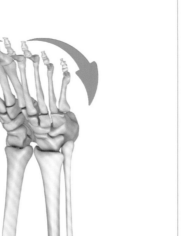

▶ 蹠屈

東方延展式

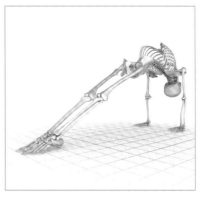

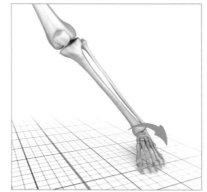

▶ 足內翻

三角式

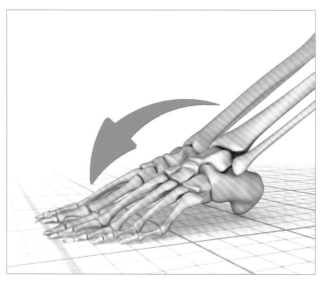

▶ 腓腸肌

腓腸肌是一塊雙頭紡錘形肌肉，起自於股骨髁背面，通過阿基里斯腱（跟腱），止於跟骨（後腳跟）。腓腸肌的主要作用是足蹠屈。腓腸肌也是大腿後側肌肉群的協同肌，人行走時，腓腸肌協助大腿後側肌肉群屈膝，以利腳掌推蹬離地，讓身體向前推進。

腓腸肌僵緊，膝關節伸張幅度會受限（和大腿後側肌肉群緊繃的情況一樣）。建議用腓腸肌輔助伸展，可以有效突破直腿前彎受限的問題。

在加強背部伸展式，先把腓腸肌拉到最大長度，接著，用手勾住腳趾頭，腳掌往頭部方向後勾，以對抗足蹠屈（壓腳背）的動作。在此停留片刻後，接著膝關節伸直，把2隻腳往上拉。

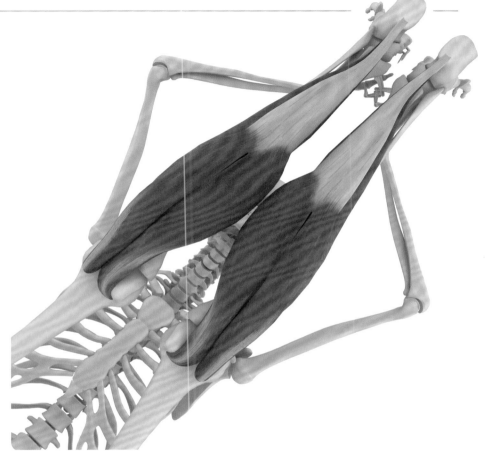

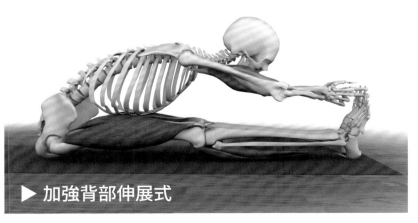

▶ 加強背部伸展式

從這張仰視圖可以清楚看出腓腸肌是多關節肌，起自於股骨髁後側，越過膝關節，止於跟骨（經由阿基里斯腱）。

而在加強背部伸展式，要收縮股四頭肌，將膝關節伸直，以伸展腓腸肌。雙手負責執行踝關節背屈的動作。

前臂和手部

Forearm & Hand

在瑜伽，前臂和手部的肌肉是上半身與下半身的連結。而在平衡體式、倒立體式負責穩定身體。手部的小脈輪對應第4-5大脈輪。

爲了便於理解，我們將這個區域的肌肉依照功能分爲幾類。

前臂和手部肌肉負責執行腕關節伸屈動作，以及更精細、複雜的手部手指動作。本章將介紹前臂和手掌部位的屈肌和伸肌。

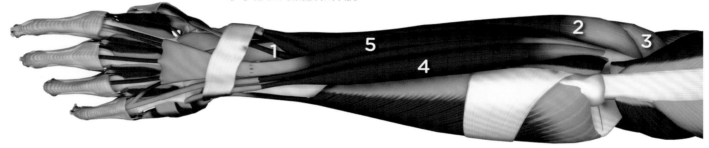

▶ **伸肌群**

1 伸拇指長肌
2 橈側伸腕短肌
3 橈側伸腕長肌
4 尺側伸腕肌
5 伸指肌

▶ **屈肌群**

6 尺側屈腕肌
7 屈指深肌（在掌長肌底層）
8 肱橈肌
9 屈指淺肌
10 橈側屈腕肌

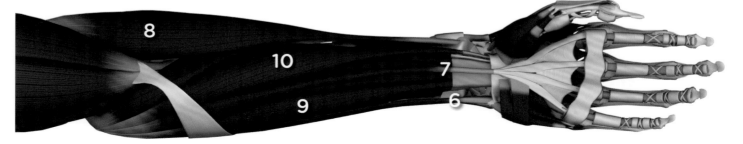

前臂和手部的屈曲和伸張

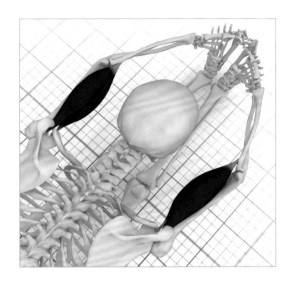

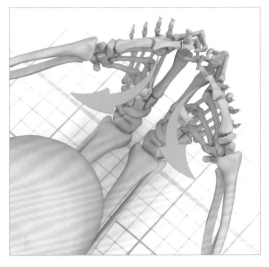

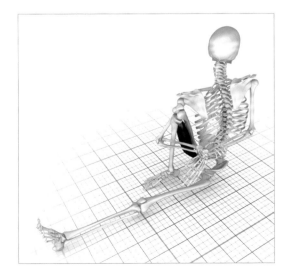

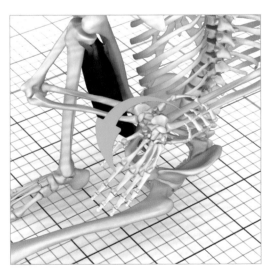

▶ 屈曲

屈曲手指、手腕與前臂，抓住腳掌，把身體往前拉，彎得更深。

▶ 伸張

在扭轉體式，手繞到背後，伸張腕關節，讓雙手扣得更牢固。

前臂和手部的肌肉

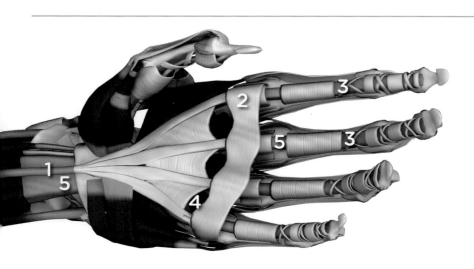

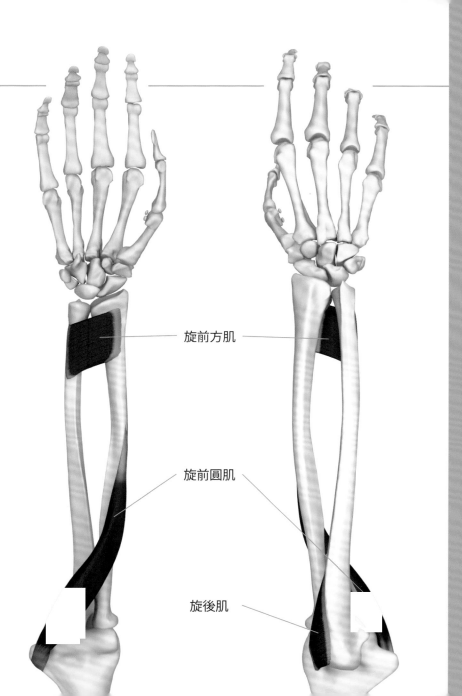

1	掌長肌	6	伸拇肌、外展拇肌	
2	掌弓	7	伸指肌	
3	屈指深肌	8	伸小指肌	
4	掌內肌群（內收肌和外展肌）	9	指腱鞘	
5	屈指淺肌			

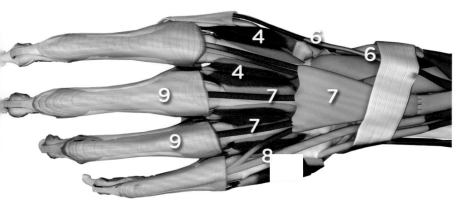

旋前方肌

旋前圓肌

旋後肌

前臂和手部的旋前和旋後

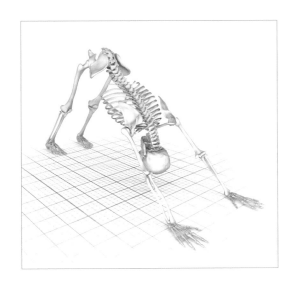

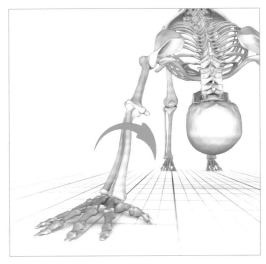

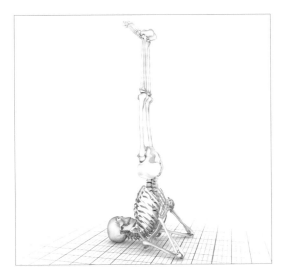

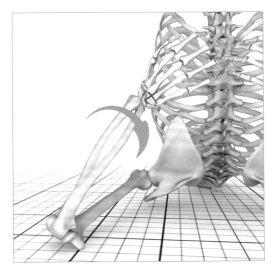

▶ **旋前**

收縮前臂的旋前圓肌和旋前方肌，掌心向下。

▶ **旋後**

收縮肱二頭肌和旋後肌，掌心向上。

Chapter23

肌肉和器官的筋膜層
Myofascial & Organ Planes

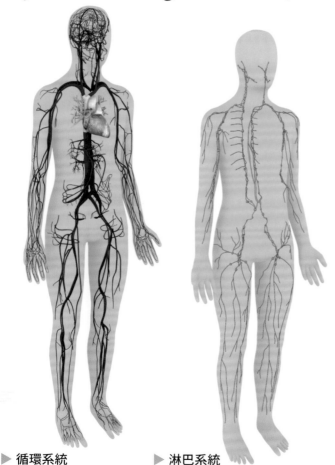

▶ 循環系統　　　▶ 淋巴系統

筋膜是一種結締組織鞘，包住肌肉和內臟器官，也得以將個別的肌肉和器官區隔開來。這些結締組織鞘之外，裹了一層薄薄的體液，以利肌肉在鄰近組織上滑動。開刀時，這層體液清晰可辨，讓肌肉、內臟器官看起來潤澤、光滑。

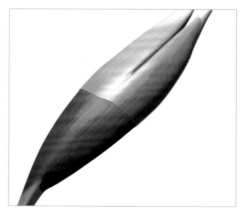

▶ 肌筋膜層

肌肉和肌肉之間的空間稱爲肌筋膜層。肌筋膜層和結締組織鞘內布滿血管、神經和淋巴管。而血管、淋巴管內有單向瓣膜，引導體液流向中央大血管。血液和淋巴液中的毒素便得以輸送到淋巴結和肝臟等器官，以利清除。

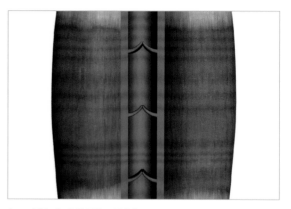

▶ 單向瓣膜系統

按摩可以刺激神經，促進肌肉和器官筋膜層的體液流動。同樣地，練習瑜伽使肌肉不斷收縮和放鬆，也會對神經傳導和體液輸送產生類似作用。肌肉像打泵浦一樣，透過血管單向瓣膜系統，將體液推送到全身。

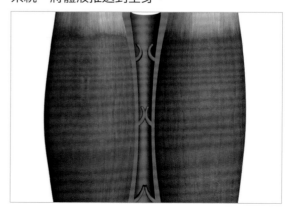

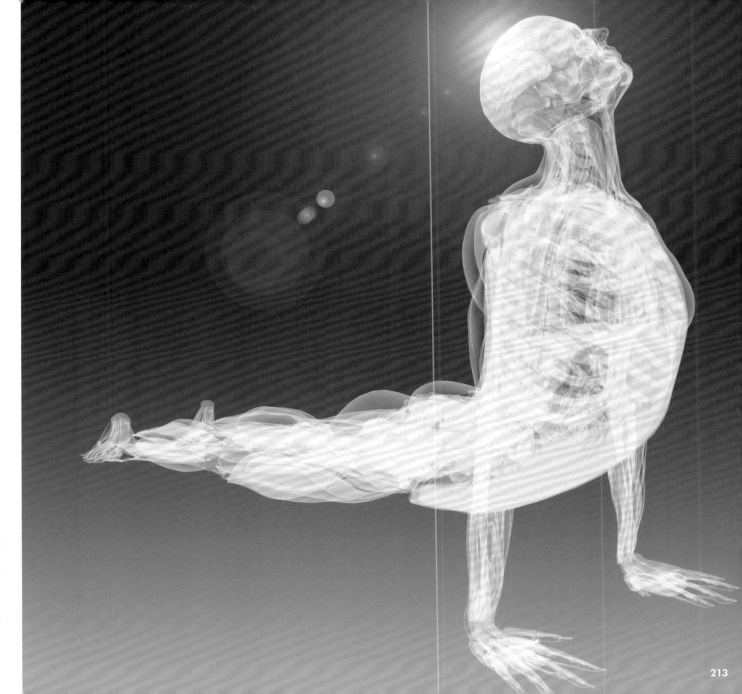

▶ 筋膜

筋膜層呈網格狀，是一層
將器官和肌肉包覆起來的
細薄結締組織。筋膜層布
滿感覺神經，而練習瑜伽
體式，就是透過伸展筋膜
來刺激感覺神經。感覺神
經經過刺激，情緒和能量
就能獲得釋放。

右圖以上犬式為例，說明
筋膜層的運作。

Chapter24
呼吸連結
The Breath Connection

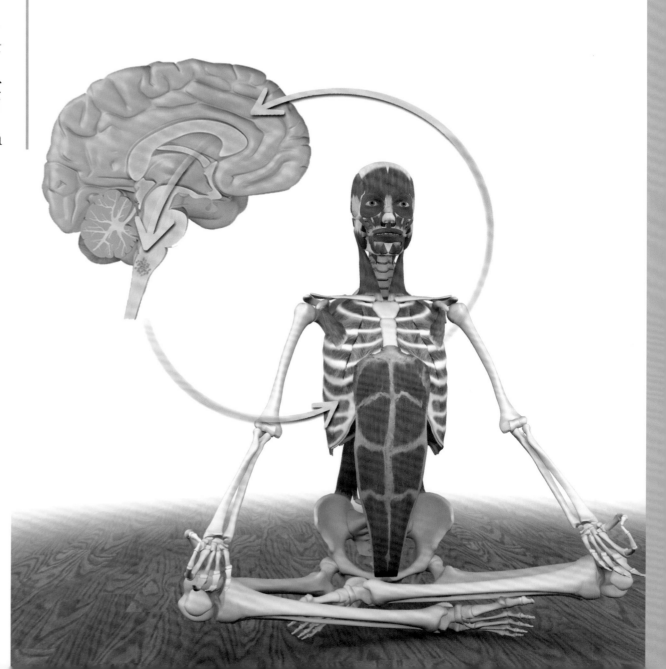

人類為了存活，大腦高度進化，腦幹卽是一例；腦幹負責調節複雜的反射活動，如呼吸、心跳，反應之迅速和精準，遠超出我們顯意識能理解。大腦蘊藏巨大本能。而哈達瑜伽的呼吸技巧會把意識和腦幹的原始本能連結起來。

運動員和習武者早就體會呼吸連結的強大，他們透過掌握用力呼氣的瞬間，獲取氣息的原始力量。瑜伽練習者將此加以改良，以呼吸節奏配合體式動作，一般而言，吸氣配合擴展，呼氣加深體式。再搭配生命能量控制法，整體練習將更臻完善。

▶ 吸氣與呼氣

橫膈膜掌理吸氣和呼氣。橫膈膜薄薄一塊，呈半圓形，分隔胸腔和腹腔。橫膈膜收縮，胸部擴張，胸腔內部形成吸入負壓，外部空氣很自然地經由氣管被吸入肺部。收縮橫膈膜還能輕柔地按摩腹腔器官。

橫膈膜雖然是骨骼肌，但跟多數骨骼肌不同，橫膈膜是由自律神經系統（經由膈神經）支配和掌控的，能夠規律地收縮和放鬆。除非我們刻意觀察橫膈膜運作方式，否則　　　　　不會意識到它的存在。

瑜伽呼吸法又稱為生命能量控制法（Pranayama），有意識地收縮橫膈膜，控制呼吸，從而連結意識和潛意識。

下圖呈現橫膈膜收縮和放鬆的狀態。肺是有彈性的，吸氣時，橫膈膜收縮，肺部擴張。就像氣球一樣，呼氣時，橫膈膜放鬆，肺被動地排空。

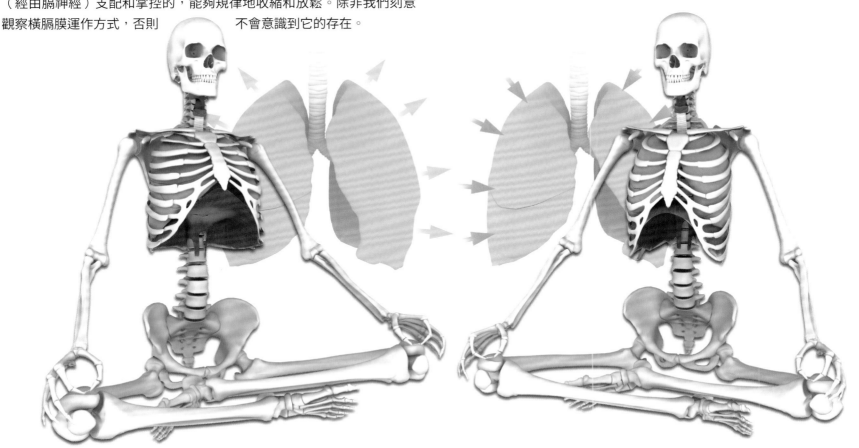

勝利呼吸法

呼吸時，空氣經由鼻竇、咽喉，進入氣管，最後抵達肺部，為血液供氧，排出二氧化碳。咽喉和鼻腔內部有層黏膜，黏膜富含血管。鼻竇是個空腔，會製造氣流，增加空氣與黏膜接觸的面積。讓準備進入下呼吸道的空氣變得溫暖、濕潤。

聲門，位於咽喉和鼻腔的下方。聲門開合可以調節進入下呼吸道的氣流。我們通常不會意識到自己控制聲門開合。瑜伽呼吸法就是有意識地調節氣流通過聲門。例如練習「臍鎖」（吊胃潔淨法），我們封住聲門，收縮橫膈膜，製造吸入負壓（negative inspiratory pressure），將腹腔內臟往上提，而不是將氣息吸入氣管。

有意識地縮小聲門開口，讓空氣通過鼻腔和咽腔的氣流擾動更劇烈，這一作用增加了從富含血液的黏膜層到空氣的熱量傳遞，使空氣溫度上升。增加氣流擾動，還會產生一種類似於火焰從火堆竄出的聲音振動。這一製造空氣振動、提高熱量的過程，就是所謂的勝利呼吸法，是練習生命能量控制法或「火呼吸」的基礎。

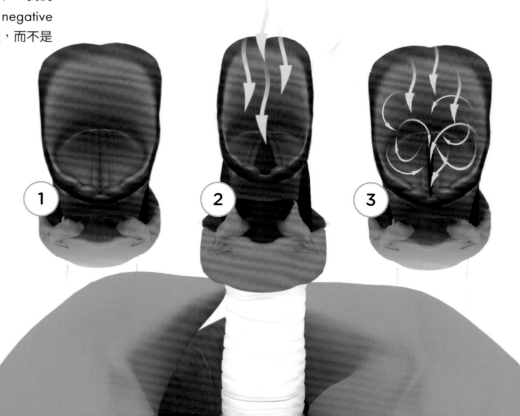

呼吸輔助肌

我們可以借助呼吸輔助肌，擴大肺活量，提高空氣通過呼吸道的氣流擾動。與姿勢肌肉（postural muscles）一樣，我們通常意識不到呼吸輔助肌的存在，若能喚醒並有意識地控制呼吸輔助肌，將產生無比深遠的影響。接下來幾頁，我們將從至善坐、勇士二式、山式、加強前屈伸展式說明此過程。

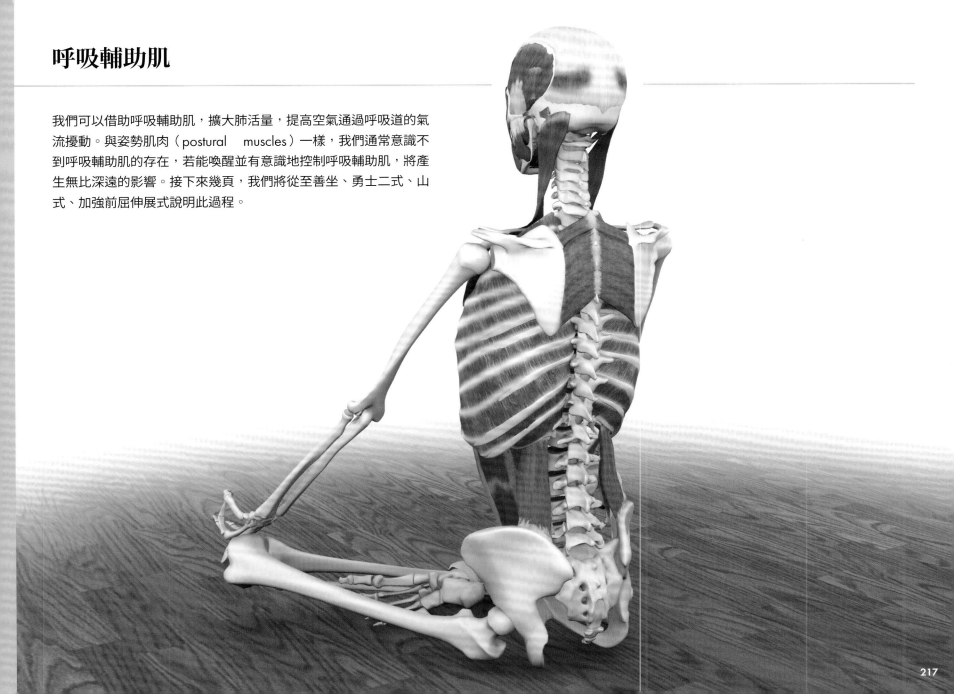

胸廓風箱

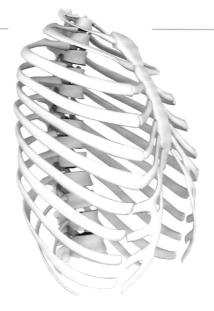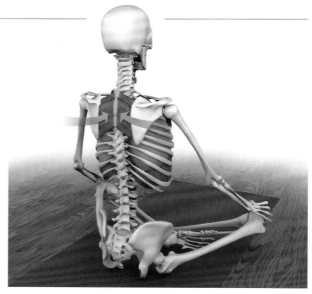

首先，將肩胛骨往身體中線拉，喚醒呼吸輔助肌。
維持這個姿勢，接著收縮胸小肌，使肩膀轉開。胸
小肌閉鎖鏈收縮會將肋骨下半部上提、擴張，增加
肺活量。

建議從至善坐開始練習，等你掌握技巧了，再應用
到其他體式，好比說壓縮胸腔的扭轉體式。

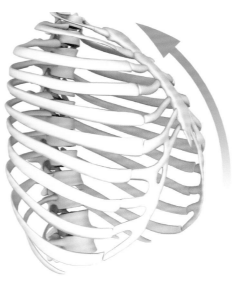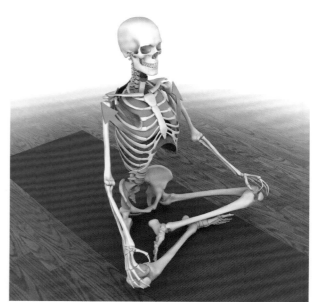

1）收縮豎脊肌和腰方肌，將下背打直。這會把肋骨後下部往下拉。

2）接著，輕輕收縮腹直肌來平衡此動作。這會把肋骨前下部往下拉，將腹部器官壓向橫隔膜，促使橫隔膜收縮，強化橫隔膜的力量。

3）收縮菱形肌，將兩側的肩胛骨往中線集中，擴展前胸。

4）菱形肌保持收縮的同時，也要收縮胸小肌和胸鎖乳突肌。這樣會把肋骨抬高，像風箱一般擴張。

最後是收尾動作：雙手放膝蓋上，往下壓，藉由收縮背闊肌，將胸部完全打開。

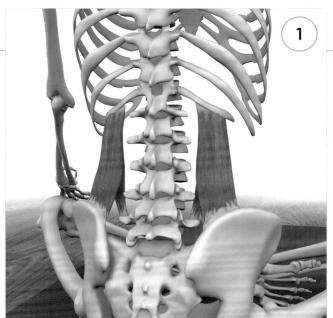

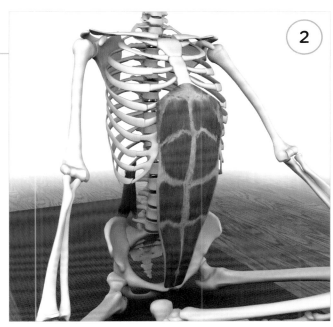

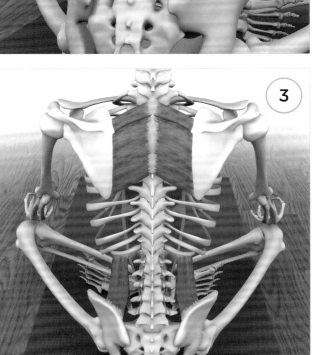

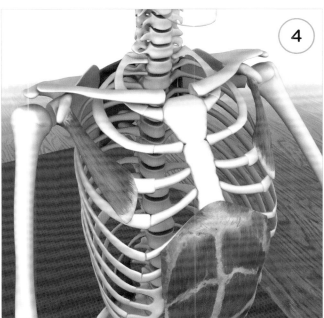

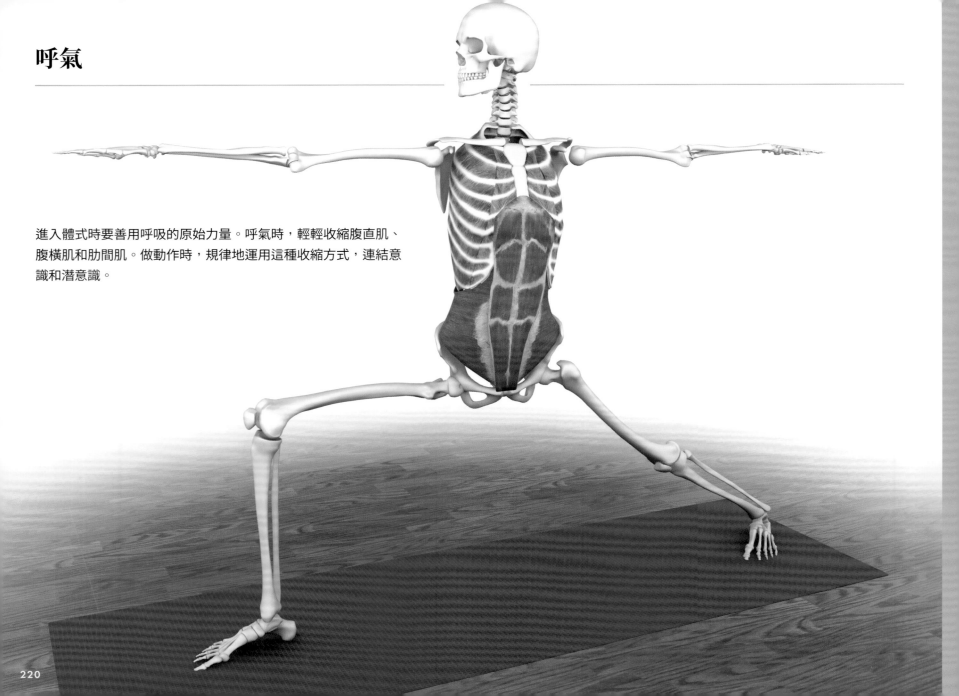

呼氣

進入體式時要善用呼吸的原始力量。呼氣時，輕輕收縮腹直肌、腹橫肌和肋間肌。做動作時，規律地運用這種收縮方式，連結意識和潛意識。

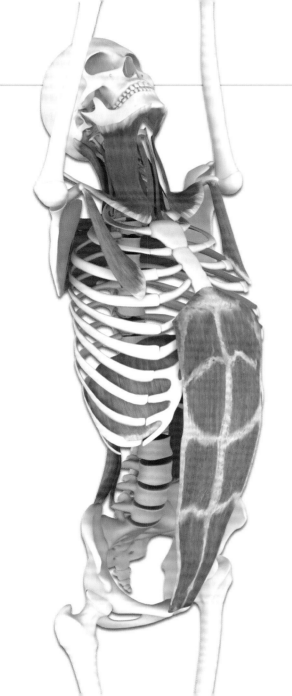

協同作用

要經常訓練呼吸輔助肌，讓呼吸輔助肌在運動過程中發揮協同作用，協助擴張、收縮胸廓。

吸氣時，收縮不同組合的呼吸輔助肌，以增加肺活量。以左圖山式為例，收縮菱形肌和胸小肌，或收縮腹直肌與腹股溝肌。

呼氣時，收縮腹直肌、腹橫肌和肋間肌，將肺部殘留的空氣排盡。

喚醒呼吸輔助肌是一個強大無比的技巧。但切勿操之過急，一開始要非常輕柔地收縮呼吸輔助肌，再循序漸進地增加強度，要謹慎小心。任何瑜伽技巧都不應勉強做，尤其是呼吸。一定要在教練從旁指導下小心進行。

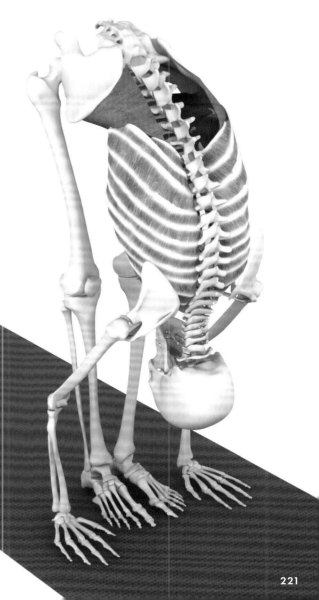

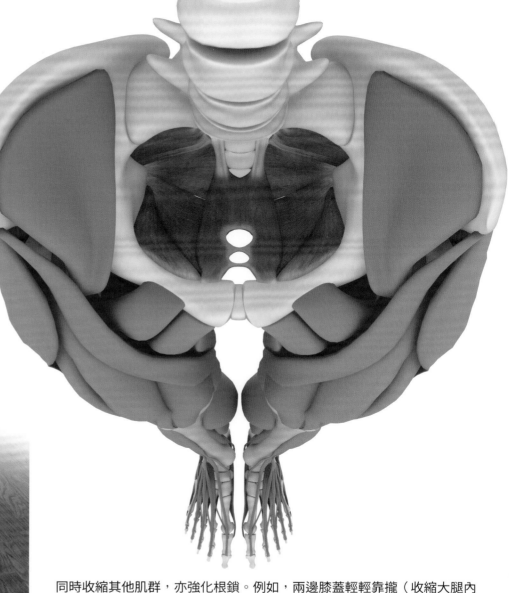

Chapter25
鎖印
Bandhas

鎖印遍布全身。「鎖印」，就是把彼此相抗衡的肌肉加以結合，刺激神經傳導，激發脈輪能量。

▶ 根鎖

根鎖，是指收縮骨盆底肌群，以提高和調整骨盆部位的器官，包括膀胱和生殖器。建議先收縮髂腰肌等相關肌肉，以徵召和喚醒骨盆底肌群。練習時，意識要集中在第1脈輪。

同時收縮其他肌群，亦強化根鎖。例如，兩邊膝蓋輕輕靠攏（收縮大腿內收肌群），增加骨盆底肌肉收縮的強度。雙手合掌也會產生同樣的效果。這種現象稱為肌肉「徵召」。

▶ 臍鎖（吊胃法）

收縮上腹肌群，大約在太陽神經叢
底下5公分的地方，意識要集中在
第3脈輪。

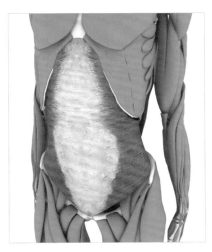

▶ 腹橫肌

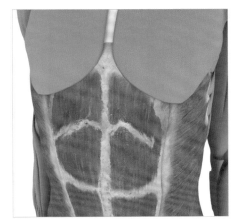

▶ 腹直肌

▶ 喉鎖

收縮前頸部位的肌肉，脖子
往前彎，下顎朝向胸骨。意
識集中在第5脈輪。

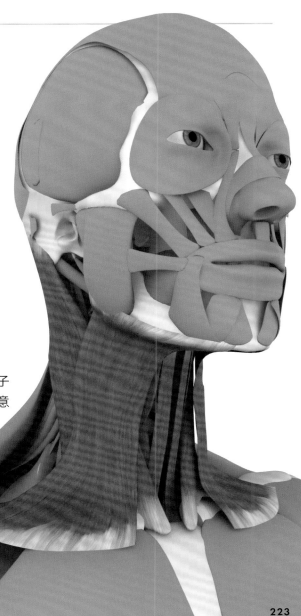

Chapter26

脈輪
Chakras

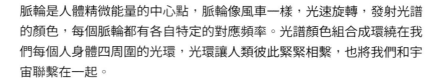

脈輪是人體精微能量的中心點，脈輪像風車一樣，光速旋轉，發射光譜的顏色，每個脈輪都有各自特定的對應頻率。光譜顏色組合成環繞在我們每個人身體四周圍的光環，光環讓人類彼此緊緊相繫，也將我們和宇宙聯繫在一起。

人體有七到八個大脈輪和無數小脈輪。脈輪所在位置，正巧對應神經聚集和電波活動最頻繁的區域，例如臂神經叢和薦神經叢（大脈輪）以及手肘和膝蓋（小脈輪）。

脈輪能量流動可能因為一些日常事件導致的自律神經系統反應而阻塞。例如，面對負面刺激，我們總習慣性採取防禦姿勢，長久下來，脈輪能量停滯、閉塞。哈達瑜伽可以疏通阻塞，讓脈輪重新啟動，自由旋轉。

昆達里尼覺醒（Kundalini awakening）意指「疏通」脈輪能量阻塞。昆達里尼覺醒可以發生在內在或外在接觸到精神導師的瞬間，精神導師喚醒學生對自身潛能的覺察。昆達里尼覺醒一般都是經由肢體接觸，但有時單單一個眼神，或僅僅只是精神導師現身，學生就被喚醒了。這種點化過程稱為「夏克緹巴」（Shaktipata），也就是精神能量傳導。此時正值人類意識從雙魚時代過渡到水瓶時代，越來越多人在沒有外力協助下經歷昆達里尼覺醒，唯獨每個人覺醒程度不同。

昆達里尼覺醒就像接通高壓線，事前需要萬全準備。練習哈達瑜伽，就是要為此做準備，並喚醒自身靈性能量。

▶ 臂神經叢

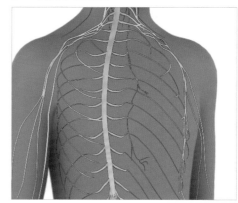

▶ 薦神經叢

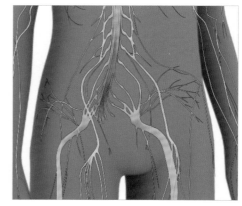

瑜伽體式可連結身體和心智。呼吸技巧則連接意識和潛意識。脈輪冥想協助個體連結宇宙的振動能量。因此，打坐前先花點時間凝視這幅脈輪圖，接著才進入觀想脈輪的練習。脈輪會如精微光芒在你體內閃爍。

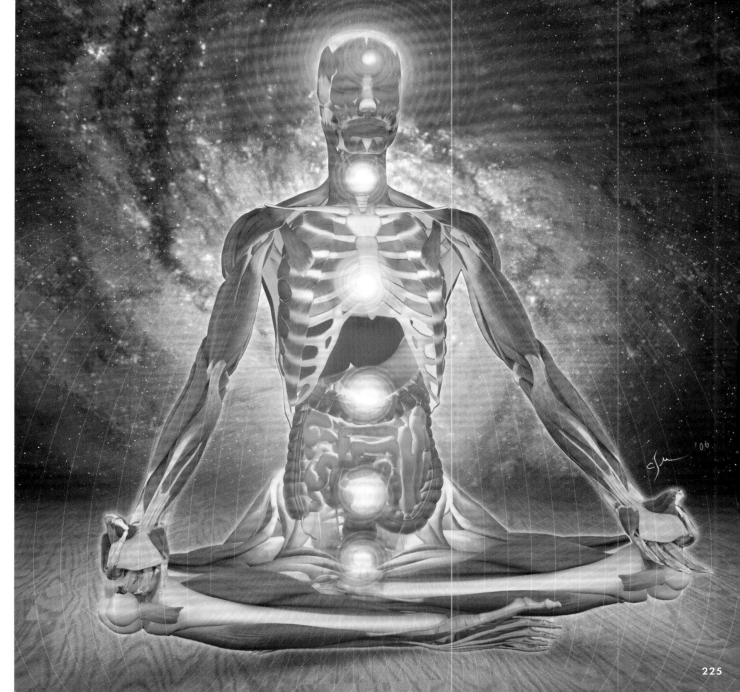

統合運用
Putting It All Together

讓整個肌肉骨骼系統的作用力趨於平衡。收縮、放鬆、伸展正確的肌肉，骨骼自動進入正位。結合體式練習，有助於平衡肌肉骨骼系統的作用力（《雷隆醫師的瑜伽解剖Ⅱ：關鍵體式》將有進一步討論）。

以下一系列圖示以低弓箭步為例，示範怎麼循序漸進地結合不同肌群來伸展髂腰肌。

▶ 1）

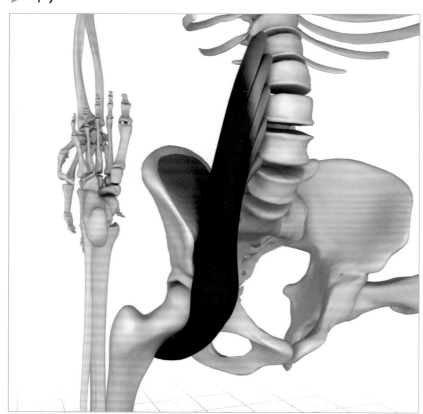

身體擺成低弓箭步，開始伸展髂腰肌。

▶ 2）

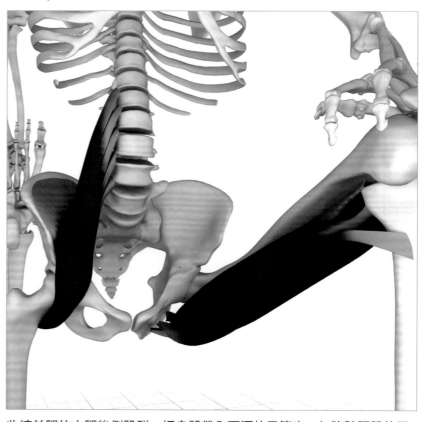

收縮前腿的大腿後側肌群，把身體帶入更深的弓箭步，加強髂腰肌伸展。

▶ 3）

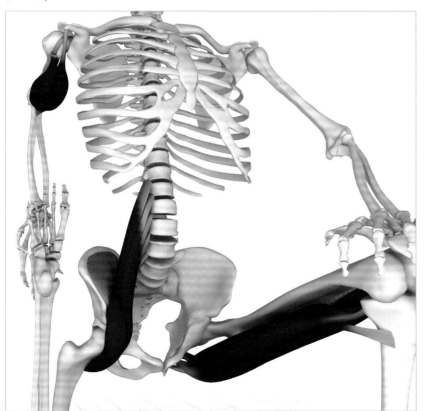

收縮後面那隻手臂的肱二頭肌，讓後腿膝關節屈曲得更深，進一步加強髂腰肌和股四頭肌伸展。

▶ 4）

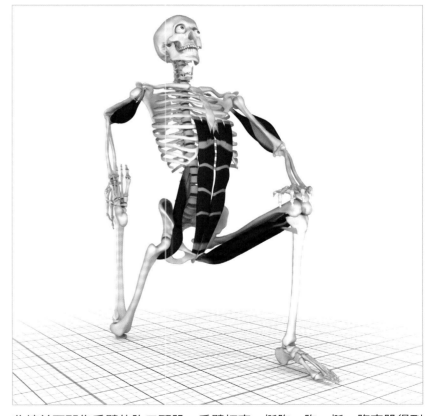

收縮前面那隻手臂的肱三頭肌，手臂打直，挺胸。胸一挺，腹直肌得到伸展，骨盆跟著後傾，這樣就完成了伸展髂腰肌。

輕鬆進入下犬式

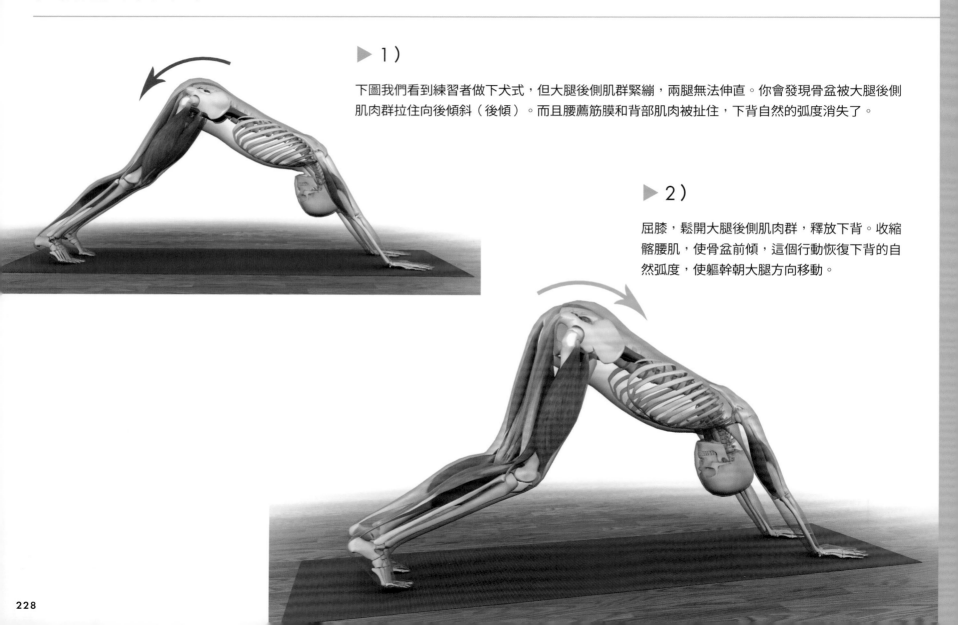

▶ 1）

下圖我們看到練習者做下犬式，但大腿後側肌群緊繃，兩腿無法伸直。你會發現骨盆被大腿後側肌肉群拉住向後傾斜（後傾）。而且腰薦筋膜和背部肌肉被扯住，下背自然的弧度消失了。

▶ 2）

屈膝，鬆開大腿後側肌肉群，釋放下背。收縮髂腰肌，使骨盆前傾，這個行動恢復下背的自然弧度，使軀幹朝大腿方向移動。

收縮肱三頭肌，手肘伸直。

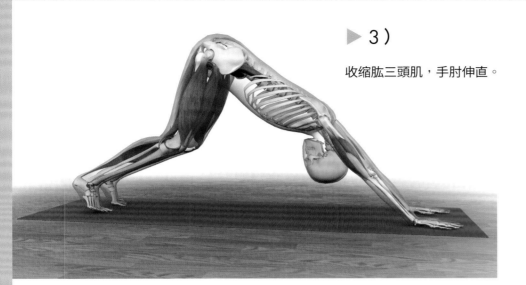

▶ 4）

髂腰肌持續收縮，把骨盆固定在前傾的姿勢。
接著收縮股四頭肌，膝關節伸直，讓大腿後側
肌群完全伸展，進入完成式。

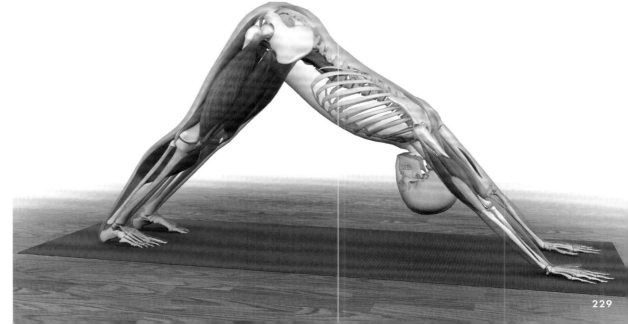

圓滿至善坐

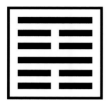

《易經》第52卦是「艮」卦,「艮」,「止」之意,隱含修習瑜伽的基本指導原則。「艮」的爻線,類似脊柱的椎體單元。「艮」的爻辭解釋道,維持脊椎穩定(從薦骨到顱骨),達到定靜的狀態。

本節以至善坐爲例,示範怎麼循序漸進啟動肌肉,讓至善坐臻至圓滿,具體步驟如下:

▶1)

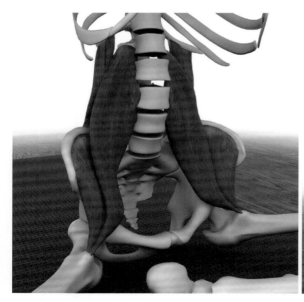

收縮腰肌群和腰方肌,以穩定腰薦椎和骨盆。

▶2)

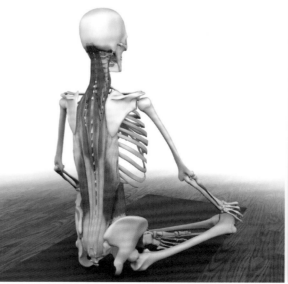

收縮豎脊肌,脊椎挺直,讓能量往上流動。

▶3)

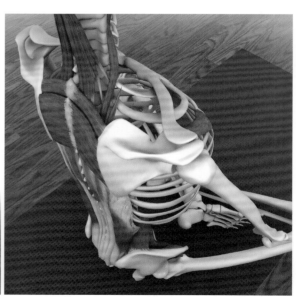

收縮菱形肌,肩胛骨朝身體中線收攏。這行動可以擴展胸部。接著再以胸小肌的閉鎖鏈收縮平衡前一個行動,上提肋骨。

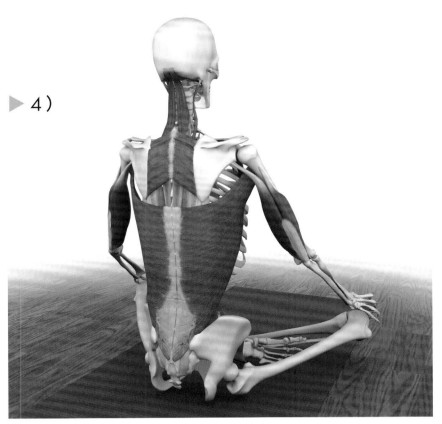

▶ 4）

▶ 5）

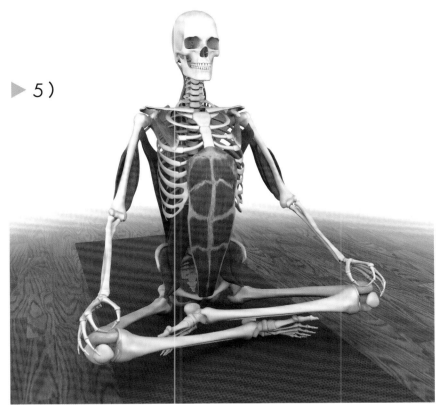

收縮背闊肌，讓胸部進一步擴展。輕輕收縮肱三頭肌，上提脊椎，用雙手把膝蓋往下壓。

最後，腹直肌加入，啟動臍鎖，保持平衡，完成至善坐。

附錄 46種體式中梵英文對照 Appendix

下犬式
Adho Mukha Svanasana
Downward Dog Pose

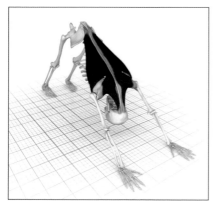

手倒立式
Adho Mukha Vrksasana
Full Arm Balance

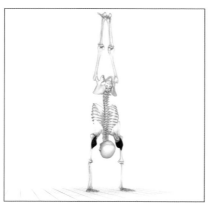

半月式
Ardha Chandrasana
Half Moon Pose

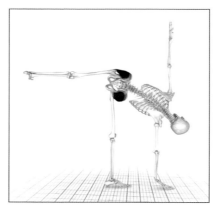

束角式
Baddha Konasana
Bound Angle Pose

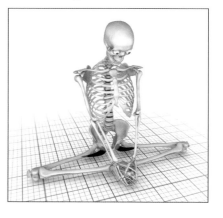

烏鴉式
Bakasana
Crow Pose

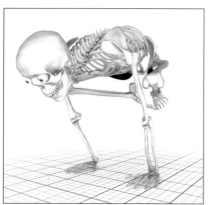

四肢支撐式
Chaturanga Dandasana
Four Limb Staff Pose

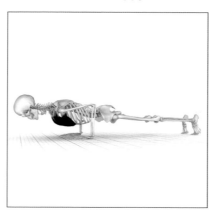

弓式
Danurasana
Bow Pose

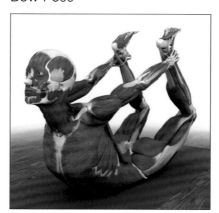

單腿反杖式
Eka Pada Viparita Dandasana
One Legged Inverted Staff Pose

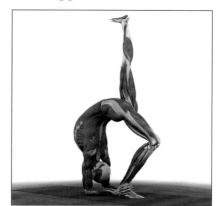

鷹式
Garudasana
Eagle Pose

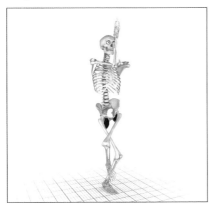

牛面二式
Gomukhasana B
Cow's Face Pose

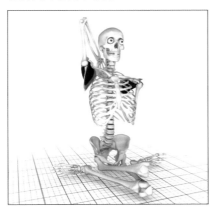

頭碰膝前屈伸展坐式
Janu Sirsasana
Head-to-Knee Pose

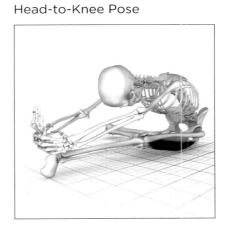

龜式
Kurmasana
Turtle Pose

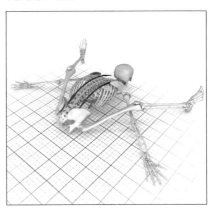

聖哲馬里奇一式
Marichyasana I
Sage Pose

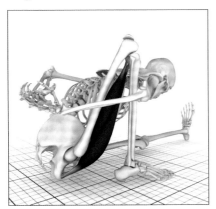

聖哲馬里奇三式
Marichyasana III
Sage Pose

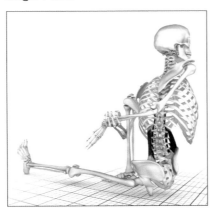

船式
Navasana
Boat Pose

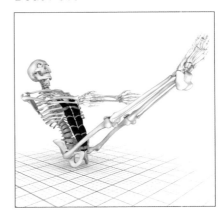

蓮花式
Padmasana
Lotus Pose

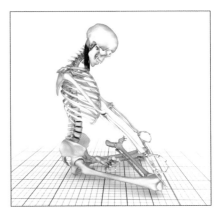

仰臥手抓腳趾伸展二式
Supta Padangusthasana B
Sleeping Big Toe Pose

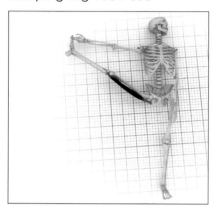

手抓腳趾單腿站立伸展式
Utthita Hasta Padangusthasana
Great Toe Pose

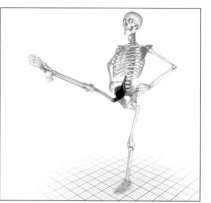

反轉三角式
Parivrtta Trikonasana
Revolving Triangle Pose

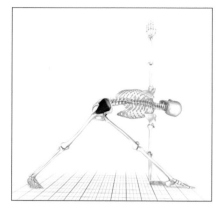

扭轉側角式
Parivrtta Parsvakonasana
Revolving Side Angled Pose

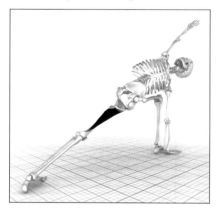

扭轉頭立式
Parivrttaikapada Sirasana
Revolved Headstand Pose

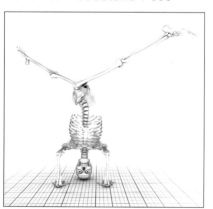

側烏鴉式
Parsva Bakasana
Revolved Crow Pose

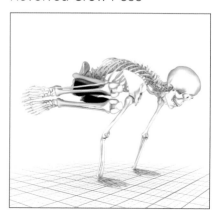

加強側伸展式
Parsvottanasana
Intense Side Stretch Pose

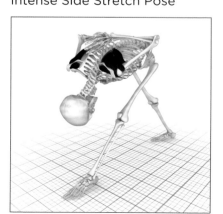

加強背部伸展式
Paschimottanasana
Intense Stretch to the West Pose

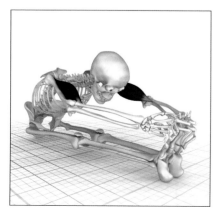

加強分腿前屈伸展式
Prasarita Padottanasana
Wide Feet Intense Stretch Pose

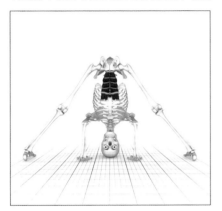

東方延展式
Purvottanasana
Intense Stretch to the East Pose

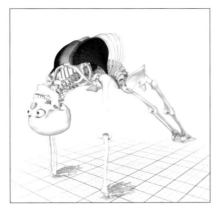

蝗蟲式
Salabhasana
Locust

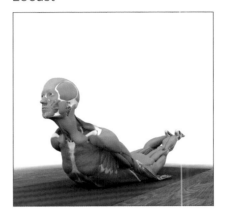

肩立式
Sarvangasana
Shoulder Stand

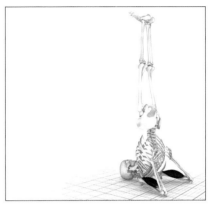

橋式
Setu Bandha Sarvangasana
Bridge Pose

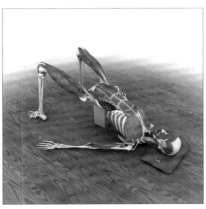

至善坐
Siddhasana
The Seer Pose

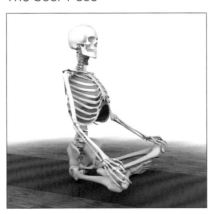

仰臥手抓腳趾伸展式（屈膝版本）
Supta Padangusthasana
（Bent Knee Version）

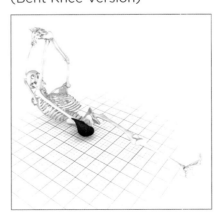

手臂上舉式
Urdhva Hastasana
Mountain Pose

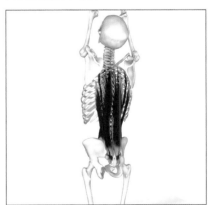

天秤式
Tolasana
Scale Pose

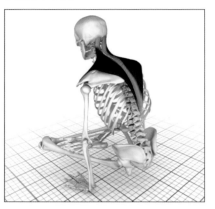

坐角式
Upavistha Konasana
Seated Wide Angle

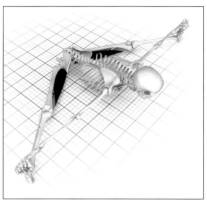

上犬式
Urdhva Mukha Svanasana
Upward Facing Dog Pose

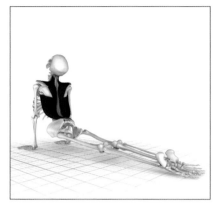

上弓式
Urdhva Danurasana
Upward Bow

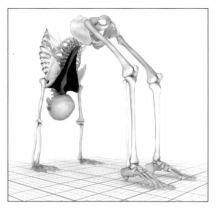

駱駝式
Ustrasana
Camel Pose

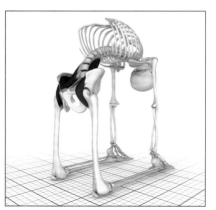

坐椅式
Utkatasana
Chair Pose

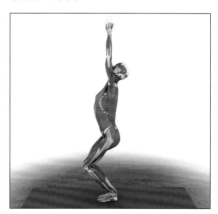

加強前屈伸展式
Uttanasana
Intense Forward Bending Pose

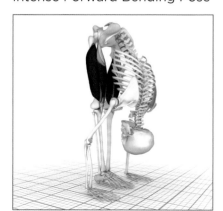

三角式
Utthita Trikonasana
Triangle Pose

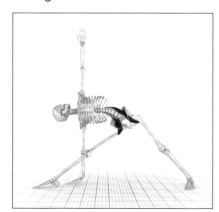

馬面式
Vatayanasana
Horse Face Pose

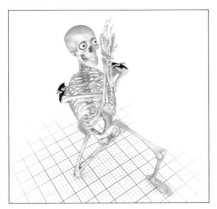

勇士一式
Virabhadrasana I
Warrior I

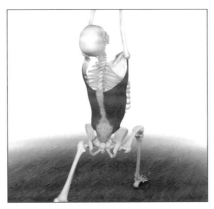

勇士二式
Virabhadrasana II
Warrior II

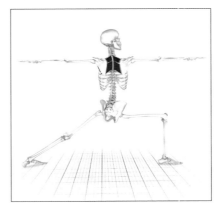

勇士三式
Virabhadrasana III
Warrior III

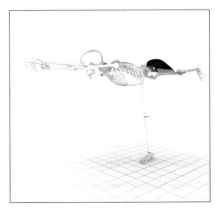

蠍子式
Vrishchikasana
Scorpion Pose

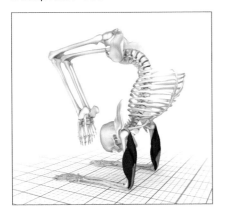

樹式
Vrksasana
Tree Pose

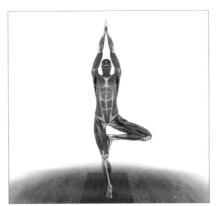

英中譯名對照

abduct 外展
acetabulum 髖臼
acromioclavicular 肩鎖
acromioclavicular joint 肩鎖關節
acromioclavicular ligaments 肩鎖韌帶
acromion 肩峰
annular ligament 環狀韌帶
anterior deltoid 前三角肌
anterior longitudinal ligament 前縱韌帶
anterior superior iliac spine 髂前上棘
anterior inferior iliac spine 髂前下棘
aponeurosis 腱膜
autonomic nervous system 自律神經系統
axial skeleton 中軸骨

ball of the foot 大趾球
biceps femoris 股二頭肌
bicipital tuberosity /radial tuberosity 橈骨結節
bone mass 骨量
brachial plexus 臂神經叢
brachialis 肱肌
brachioradialis 肱橈肌
broad muscle 廣肌

cardiovascular 心血管
carpals 腕骨
cervical nerve 頸神經
chakra 脈輪
closed-chain contraction 閉鎖鏈收縮
coccyx 尾骨
coracoacromial 喙肩
coracoacromial ligament 喙肩韌帶
coracoclavicular 喙鎖
coracoclavicular ligaments 喙鎖韌帶
coracoid process 喙突
costal cartilages 肋軟骨
deltoid 三角肌

eversion 足外翻
extend 伸張／伸直
external oblique 腹外斜肌

femoral head 股骨頭
fibula 腓骨
flexor digitorum superficialis 屈指淺肌

gamelli 孖肌
glottis 聲門

gluteal tuberosity 臀肌粗隆
gluteus maximus 臀大肌
gluteus medius 臀中肌
gracilis 股薄肌
greater trochanter 股骨大轉子
greater tuberosity 肱骨大結節

hinge 鉸鏈關節（亦作屈戌關節）
humeral head 肱骨頭
humeral shaft 肱骨幹

iliac crest 髂嵴
iliacus tendon 髂肌肌腱
iliocostalis 髂肋肌
iliohypogastric nerve 胯下腹神經
ilioinguinal ligament 髂腹股溝韌帶
iliopsoas 髂腰肌
iliopubic ramus 髂恥骨支
ilium 髂骨
inferior glenohumeral ligament 下盂肱韌帶
infraglenoid tubercle 盂下結節
infraspinatus 棘下肌
inguinal ligament 腹股溝韌帶
intercostal nerves 肋間神經
intercostals 肋間肌
internal oblique 腹內斜肌
interspinales 棘間肌
interspinalis 棘突間肌
intertransversarii 橫突間肌
intertransversarii laterales lumborum
腰橫突間外肌
inversion 足內翻
ischiopubic ramus 坐恥骨支

kneecap 膝蓋骨
kyphosis 後凸

lateral 外側
lateral collateral ligament 外側副韌帶
lateral condyle 外髁
lateral deltoid 側三角肌
lateral epicondyle 外上髁
lesser tuberosity 肱骨小結節
levator scapulae 提肩胛肌
levatores costarum 提肋肌
ligament 韌帶
ligamentum nuchae 項韌帶
linea alba 腹白線

longissimus 最長肌
longissimus cervicis 頸最長肌
lordosis 前凸
lumbar nerve 腰神經
lumbar spinal nerve 腰椎神經
lumbosacral fascia 腰薦筋膜
lumbosacral spine 腰薦椎

medial 內側
medial collateral ligament 內側副韌帶
medial condyle 內髁
metacarpals 掌骨
middle deltoid 中三角肌
midfoot 中足
musculocutaneous nerve 肌皮神經
myofibril 肌原纖維
myotendon junction 肌肉 - 肌腱接合處

nasal sinuses 鼻竇
neural foramina 神經孔

oblique popliteal ligament 膕斜韌帶
obturators 閉孔肌
olecranon 鷹嘴突

patellar tendon 髕腱（髕骨韌帶）
pectineus 恥骨肌
pectoralis major 胸大肌
pectoralis minor 胸小肌
pelvis 骨盆
pes anserinus 鵝足肌腱
pharynx 咽喉
Pincha Mayurasana 孔雀式
piriformis 梨狀肌
postural muscles 姿勢肌肉
Pranayama 生命能量控制法
protraction 前推
pubic crest 恥骨嵴
pubic symphysis 恥骨聯合
pubis 恥骨

radial groove 橈溝
radial head 橈骨頭
radius 橈骨
rectus femoris 股直肌
rhomboid 菱形肌
ribs 肋骨

sacral nerve 薦骨神經
sacral plexus 薦神經叢
sacral spinal 薦椎
sacroiliac 薦髂
sacroiliac ligaments 薦髂韌帶
sacrotuberous ligament 薦椎結節韌帶
sacrum 薦骨
sartorius 縫匠肌
scapulothoracic joint 肩胛胸廓關節
scoliosis 脊椎側彎
semimembranosus 半膜肌
semispinalis 半棘肌
semispinalis capitis 頭半棘肌
semitendinosus 半腱肌
shoulder girdle 肩帶
spinalis 棘肌
spinous process 棘突
splenius capitis 頭夾肌
sternoclavicular joint 胸鎖關節
sternum 胸骨
stretch 伸展
supination 旋後
Sushumna Nadi 中脈
synovial joint 滑液關節
synovium 滑液

tensile strength 抗張強度
tensor fascia lata 闊筋膜張肌
thoracodorsal nerve 胸背神經
thoracolumbar fascia 胸腰筋膜
tibial nerve 脛神經
tibial plateau 脛骨平臺
tibial tuberosity 脛骨粗隆
transverse bicipital ligament 橫向肱二頭韌帶
transverse process 橫突
trochlea 滑車

Ujayi Breath 勝利呼吸法
ulna 尺骨
vastus intermediu 股中間肌
vastus lateralis 股外側肌
vastus medialis 股內側肌
vertebral body 椎體
vertebral column 脊柱

xiphoid process 劍突

中英譯名對照

Strength & Conditioning 012

雷隆醫師的瑜伽解剖 I：關鍵肌肉

The Key Muscles of Yoga: Scientific Keys, Volume I

作　　者｜雷·隆（Ray Long）
繪　　者｜克里斯·麥西弗（Chris Macivor）
譯　　者｜黃宛瑜
審　　定｜張怡沁

堡壘文化有限公司
總 編 輯｜簡欣彥
副總編輯｜簡伯儒
責任編輯｜郭純靜
編輯協力｜劉綺文、翁蓓玉
行銷企劃｜游佳霓
封面設計｜萬勝安
內頁構成｜IAT-HUÂN TIUNN

有著作權　翻印必究
特別聲明：有關本書中的言論內容，不代表本公司／出版集團之立場與意見，文責由作者自行承擔

出　　版｜堡壘文化有限公司
發　　行｜遠足文化事業股份有限公司（讀書共和國出版集團）
地　　址｜231 新北市新店區民權路 108-2 號 9 樓
電　　話｜02-22181417
傳　　眞｜02-22188057
Email｜service@bookrep.com.tw
郵撥帳號｜19504465 遠足文化事業股份有限公司
客服專線｜0800-221-029
網　　址｜http://www.bookrep.com.tw
法律顧問｜華洋法律事務所　蘇文生律師
印　　製｜凱林彩印有限公司
初版 1 刷｜2024 年 2 月
定　　價｜新臺幣 580 元
I S B N｜978-626-7375-56-3
　　　　　9786267375556（PDF）
　　　　　9786267375549（EPUB）

The Key Muscles of Yoga: Scientific Keys, Volume I, 3e
Texts by Raymond A Long, MD, FRCSC
Illustrations by Chris Macivor
© 2005 and 2006, Raymond A Long, MD, FRCSC
First published in the United States.
This Complex Chinese edition published by arrangement with Bandha Yoga Publications, LLC
through LEE's Literary Agency
Complex Chinese Translation Rights © 2024 Infortress Publishing Ltd.

國家圖書館出版品預行編目 (CIP) 資料

雷隆醫師的瑜伽解剖 . I, 關鍵肌肉 / 雷 . 隆（Ray Long）著；黃宛瑜譯 . -- 初版 . -- 新北市：堡壘文化有限公司出版：遠足文化事業股份有限公司發行，2024.02
240 面；26 x 19 公分 . -- (Strength & conditioning；12) 譯自：The key muscles of yoga：scientific keys, vol. I
ISBN 978-626-7375-56-3(平裝) 1.CST: 瑜伽 2.CST: 人體解剖學 3.CST: 肌肉
　　　411.15　　　113000084